卓越医生心血管创新教育丛书

总主编 李 妍

ICE指导的卵圆孔未闭封堵术
经典病例精析

·名誉主编 张 运 张玉顺

·主 编 李 妍 张 薇

西北大学出版社

·西安·

图书在版编目(CIP)数据

ICE 指导的卵圆孔未闭封堵术经典病例精析 / 李妍,张薇
主编. — 西安 :西北大学出版社,2023.11

(卓越医生心血管创新教育丛书 / 李妍总主编)

ISBN 978 - 7 - 5604 - 5245 - 6

Ⅰ.①I… Ⅱ.①李… ②张… Ⅲ.①先天性心脏病—
介入性治疗 Ⅳ.①R541.105

中国国家版本馆 CIP 数据核字(2023)第 215034 号

ICE 指导的卵圆孔未闭封堵术经典病例精析

ICE ZHIDAO DE LUANYUANKONG – WEIBI FENGDU SHU JINGDIAN BINGLI JINGXI

总 主 编	李 妍
名誉主编	张 运 张玉顺
主 编	李 妍 张 薇
出版发行	西北大学出版社
地 址	西安市太白北路 229 号
邮 编	710069
电 话	029 - 88303310 029 - 88302590
网 址	http://nwupress.nwu.edu.cn
电子邮箱	xdpress@nwu.edu.cn
经 销	全国新华书店
印 刷	陕西瑞升印务有限公司
开 本	787mm×1092mm 1/16
印 张	14
字 数	310 千字
版 次	2023 年 11 月第 1 版 2023 年 11 月第 1 次印刷
书 号	ISBN 978 - 7 - 5604 - 5245 - 6
定 价	140.00 元

如有印装质量问题,请与本社联系调换,电话 029 - 88302966。

《ICE 指导的卵圆孔未闭封堵术经典病例精析》
编撰委员会

名誉主编

张 运　　张玉顺

主　编

李 妍　　张 薇

副主编

程 锦

编　者

（按姓氏笔画排序）

马文帅	空军军医大学唐都医院	吴东峰	广西壮族自治区人民医院
马盛辉	浙江大学医学院附属第二医院	何 璐	西安交通大学第一附属医院
王芳芳	空军军医大学唐都医院	张 涵	昆明医科大学附属延安医院
王海雄	山西省心血管病医院	张 薇	空军军医大学唐都医院
牛晓琳	空军军医大学唐都医院	张玉顺	西安交通大学第一附属医院
冯 品	空军军医大学唐都医院	张宇新	空军军医大学唐都医院
边 昶	浙江大学医学院附属第二医院	陈江红	空军军医大学唐都医院
任 何	空军军医大学唐都医院	彭 柯	中国人民解放军西部战区总医院
刘春晖	浙江大学医学院附属第二医院	程 锦	空军军医大学唐都医院
孙 伟	江苏省人民医院	曾广伟	西安国际医学中心医院
李 妍	空军军医大学唐都医院	楚 轶	空军军医大学唐都医院
李 波	空军军医大学唐都医院	谭 炜	广西中医药大学第一附属医院
杨 栋	昆明医科大学附属延安医院	薛玉刚	空军军医大学唐都医院

名誉主编

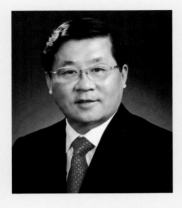

张运　山东大学齐鲁医院

中国工程院院士，主任医师，教授，博士研究生导师。美国心脏病学院 Fellow、美国超声心动图学会荣誉 Fellow、欧洲心脏病学会 Fellow，山东大学终身教授，香港中文大学、中国人民解放军陆军军医大学、华中科技大学及首都医科大学附属北京安贞医院、中国人民解放军总医院等 10 余家大学或医院的荣誉教授。现任山东大学学术委员会副主任、山东大学校务委员会副主任、山东大学学位委员会副主任、山东大学齐鲁医学院学术委员会主任、教育部和卫生部心血管重构与功能研究重点实验室主任、山东省心血管病临床医学中心主任。兼任亚太超声心动图学会副主席、亚洲心脏病学会名誉主席、国家心血管病专家委员会副主任、教育部科学技术委员会和生物与医学学部委员、教育部科技奖励委员会委员、中华医学会超声医学分会前任主任委员、国际动脉粥样硬化学会中国分会副主席、中国心脏学会名誉会长，*Nat Rev Cardiol*、*J Am Coll Cardiol*、*JACC Cardiovasc Imag*、*Heart* 等 6 种 SCI 收录杂志国际编委，《中华超声影像学杂志》总编辑、《中华心血管病杂志》《中国循环杂志》副总编辑，以及国内 20 多个杂志编委等学术职务。

　　该病例集汇集了国内众多青年医生在 PFO 介入封堵手术中所遇到的特殊病例。这些青年术者不仅借助于腔内超声新技术顺利完成了治疗，还详细记录了这些宝贵的信息和自我的思考，以飨读者。通过阅读本书，读者可以了解到各种"千姿百态"的 PFO 病例，提高对该疾病的认识和理解，激发创新思维，共同推动行业不断向前发展。

张运

2023-11-20

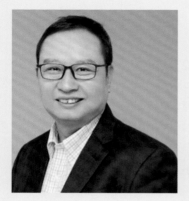

张玉顺　西安交通大学医学院第一附属医院

主任医师,教授,博士研究生导师。现任西安交通大学第一附属医院心血管病医院副院长、结构性心脏病科主任。兼任中国人体健康科技促进会结构性心脏病专业委员会主任委员、中国老年保健医学研究会心脏学会主任委员、中国医药信息学会心功能学会副主任委员、中国优生优育协会心脏出生缺陷防治专业委员会副主任委员、中华预防医学会循证预防医学专业委员会委员、西安医学会结构性心脏病学会主任委员,《心脏杂志》副主编、《中华心血管病杂志》《中国医师进修杂志》《临床军医杂志》《中国循证心血管医学》等杂志编委等学术职务。

我始终鼓励年轻人积极探索、勇于实践。就像人类 200 多年来在对 PFO 的认识过程中所经历的那样,从起初的一个无足轻重的生理通道,到现在越来越深刻地认识到其与反常栓塞导致的脑卒中、偏头痛等疾病间的密切关联,这个漫长的过程充满了曲折与挑战,需要坚韧的毅力和敢于挑战权威的勇气。只有通过这种方式,才能得出正确的结论,并最终形成科学的知识体系。

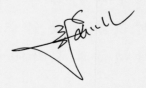

主编简介

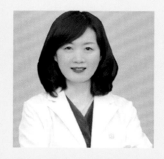

李妍　空军军医大学唐都医院

主任医师,教授,博士研究生导师。欧洲心脏病学会 Fellow、美国心脏学会 Fellow、美国心血管造影及介入学会 Fellow、陕西省三秦英才科技创新领军人才、陕西省科技创新团队及重点产业链牵头人、空军高层次科技人才。现任空军军医大学唐都医院心血管内科主任。兼任国家卫生健康委员会首批介入培训导师、全军心血管分会常务委员、中国医师协会心血管分会委员、中华医学会心血管病学分会青年委员、美国心脏病学会委员、美国心血管造影和介入学会专家委员、陕西省心血管分会常务委员、陕西省医师协会心血管分会副主任委员、陕西省瓣膜联盟副主席、陕西省心血管代谢联盟共同主席,全球 ADR 技术带教导师、左心耳封堵带教导师、亚洲分叉俱乐部会员、亚太结构心脏病俱乐部黄金会员,中国慢性闭塞病变俱乐部会员、中国复杂冠脉病变俱乐部会员,《中华心血管病学》审稿人、《心脏杂志》常务编委、*JACC Cardiovasc Imag* 等国内外杂志编委等学术职务。

从事心血管病介入治疗 20 余年,临床经验丰富,擅长复杂危重冠心病、结构性心脏病介入治疗,率先开展多项临床新技术。

主持国家自然科学基金、科技支撑计划子课题、军队及省部级项目 19 项,获空军高层次科技人才资助。获中华医学会医学科学技术奖一等奖、军队医疗成果一等奖、中华医学会青年菁英奖、陕西省青年科技奖等荣誉。在 *Circulation*、*Diabetologia*、*Cell Death Differ* 等 SCI 收录杂志上发表学术论文 100 余篇。荣立个人三等功 1 次,获陕西省"三八红旗手"称号。享受全军优秀人才岗位津贴。

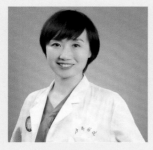

张薇　空军军医大学唐都医院

副主任医师,副教授,硕士研究生导师。现任空军军医大学唐都医院心血管内科副主任。兼任中华医学会心电生理和起搏分会电生理女医师联盟委员、陕西省医师协会心血管内科医师分会委员,《心脏杂志》编委等学术职务。

长期从事心血管疾病介入治疗,擅长各种心血管复杂危重疾病治疗、腔内影像学指导下的冠心病精准治疗和先天性心脏病介入治疗等。

承担国家自然科学基金项目 2 项,参与国家自然科学基金、军队及省部级课题 8 项。以第一发明人获实用新型专利 4 项。担任副主编,出版学术著作 1 部,在国内外杂志上发表学术论文 30 余篇,其中以第一作者在 SCI 收录杂志上发表 10 余篇。获陕西省科学技术一等奖、二等奖共 2 项。荣立重大非战争军事行动三等功 1 次。

人群中大约有 25％的人存在卵圆孔未闭（PFO），按 25％的发病率计算，我国 PFO 人群超过 1 亿人。随着对 PFO 研究的不断深入，其引起各种的临床综合征越来越受到临床重视。当静脉系统产生的血凝块通过 PFO 进入动脉系统并栓塞至脑动脉，或更罕见地进入冠状动脉、内脏动脉或外周动脉时，PFO 将导致显著的临床症状和严重的并发症，给家庭和社会带来沉重负担。研究显示，对高危人群进行卵圆孔未闭封堵有望降低患者反常栓塞事件的发生率与偏头痛的发病率。

多项随机对照研究的结果均显示，在预防心源性脑卒中及降低卒中复发风险上，经导管 PFO 封堵术较单纯的药物治疗展示出了巨大的优越性、安全性和有效性。截至 2022 年，实施 PFO 介入治疗的数量位居先天性心脏病介入治疗领域的首位，并且随着介入治疗数量的快速增长，人们对 PFO 解剖上复杂性的认识也越来越深刻，对复杂 PFO 的影像学评估和术中指导提出了更高的要求。心腔内超声（ICE）凭借其安全、精准、有效、绿色的优势，已逐渐被我国心血管专家应用于多种心血管疾病介入治疗中。

中国人民解放军空军军医大学第二附属医院（空军军医大学唐都医院）心血管中心凭借其在先天性心脏病及电生理领域扎实的基础，以及对心脏结构的三维认知，不同亚专业医生共同联动，探索了 ICE 指导下 PFO 封堵术和 ASD 封堵术的新路径。2021 年以来，中心已完成 600 余台 ICE 指导下 PFO 封堵术和 ASD 封堵术，积累了大量对特殊、复杂结构 PFO 病例的认识和治疗经验。同时，结合自身经验，梳理并形成了具有"唐都"特色的"ICE 指导下 PFO 介入封堵的标准手术流程"，并参与了我国首部《心腔内超声心动图中国专家共识》中 ICE 指导 PFO 介入封堵章节的撰写，进一步提升了 ICE 在结构性心脏病治疗的地位，规范了其操作流程。

在中心的大力倡导下，在张运院士、张玉顺教授的大力支持下，来自全国具有 ICE 指导下 PFO 封堵丰富经验的专家积极响应，贡献优秀病例，倾情打造了国内首部《ICE 指导的卵圆孔未闭封堵术经典病例精析》。

本书作为"卓越医生心血管创新教育丛书"之一，分为上、下两篇。上篇围绕卵圆孔未闭封堵术的临床发展历程，从术前的解剖特征、超声诊断、适应证到术中卵圆孔未闭的介入治疗、封堵的实践经验，到围手术期管理及术后随访，从理论到实战对卵圆孔未闭进行了全方位解读；下篇在上篇理论的支持下，从全国多个中心精心挑选了近 20 例典型 PFO

封堵病例,涵盖了 ICE 在不同复杂及高危类型 PFO 中的应用,从病例特点、操作要点、器械选择、难点分析到病例总结,从入院检查、术前用药、术中操作到术后管理等多个方面,进行了全方位个体化案例剖析。本书是国内首部 ICE 指导 PFO 封堵的理论结合实践的实用性书籍,内容丰富全面、图文并茂,对从事 PFO 介入治疗的术者尤其是致力于腔内影像指导下先天性心脏病介入的专业医师而言,是一本不可或缺的参考资料。

由于编者水平所限,加上新病例、新技术、新方法的不断出现,书中难免存在瑕疵,敬请读者给予批评指正。

李妍

2023 年 10 月

目录
CONTENTS

1

上 篇

基础理论
JICHU LILUN

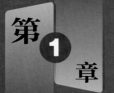

第1章 心腔内超声指导下卵圆孔未闭介入封堵的发展历程

西安交通大学第一附属医院　张玉顺

卵圆孔未闭(patent foramen ovale,PFO)的解剖与其临床意义的认知经历了很长时间的发展。早期认为它仅是房间隔的原发隔和继发隔没有完全融合所形成的裂隙样通道[1],属于无意义的解剖变异。随着对卵圆孔未闭研究的不断关注及研究,卵圆孔未闭引起的各种临床症状日益受到重视,包括隐源性卒中(cryptogenic stroke,CS)、短暂性脑缺血发作(transient ischemic attack,TIA)、偏头痛、斜卧呼吸-直立型低氧血症、睡眠呼吸暂停综合征、冠状动脉正常的心肌梗死及神经减压病等;相比单纯药物治疗,封堵未闭的卵圆孔可降低由卵圆孔未闭导致卒中的发生/复发风险[2-4]及偏头痛的发病。随着四项经导管封堵卵圆孔未闭和药物治疗相对比的随机对照结果的相继发表[5-7],世界多国如加拿大、德国、法国和美国等的神经病学学会和(或)心血管病学会相继更新了有关卵圆孔未闭治疗的专家共识或指南,开启了卵圆孔未闭封堵治疗的新篇章[8-11]。我国在2017年也发布了《卵圆孔未闭预防性封堵术中国专家共识》[12]。

在我国的人口基数下,按照卵圆孔未闭25%的发病率,卵圆孔未闭在国人中的发病率超过1亿。因此,在过去20年,卵圆孔未闭一直是先天性心脏病领域的研究热点。随着结构性心脏病介入治疗器械的发展与技术的成熟,介入治疗已经成为目前国内外卵圆孔未闭相关疾病最有效的解决方法。2020年,继美国神经病学学会(American Academy of Neurology,AAN)确定卵圆孔未闭封堵在隐源性卒中二级预防中的作用(可将卒中5年复发风险降至3.4%)后[13],我国于2021年也发布了适合中国国情的《卵圆孔未闭相关卒中预防中国专家指南》[14],旨在规范卵圆孔未闭的适应证及操作规范性。该指南明确了卵圆孔未闭介入治疗的适应证:①隐源性卒中/短暂性脑缺血发作合并卵圆孔未闭,有1个或多个卵圆孔未闭的解剖学高危因素;②隐源性卒中/短暂性脑缺血发作合并卵圆孔未闭,有中至大量右向左分流(right-to-left shunting,RLS),合并1个或多个临床高危因素;③卵圆孔未闭相关脑梗死/短暂性脑缺血发作,有明确深静脉血栓形成(deep venous thrombosis,DVT)或肺栓塞(pulmonary embolism,PE),不适宜抗凝治疗者;④卵圆孔未闭相关脑梗死/短暂性脑缺血发作,使用抗血小板或抗凝治疗仍有复发;⑤隐源性卒中或外周栓塞合并卵圆孔未闭,有右心或置入器械表面血栓;⑥年龄大于16岁(有明确反常栓塞证据者,年龄可适当放宽)。相对适应证:①隐源性卒中/短暂性脑缺血发作合并卵圆孔未闭,有下肢静脉曲张/瓣膜功能不全;②卵圆孔未闭伴颅外动脉栓塞;③正在使用华法林治疗的育龄期妇女伴卵圆孔未闭,中至大量右向左分流,有怀孕计划,既往发生过隐源性卒中者。自 2017 年以后，我国每年卵圆孔未闭介入治疗的数量成倍增加，2022 年呈现"井喷式"发展，2022 年全国先天性心脏病封堵器置入数量约 10 万例，经导管卵圆孔未闭封堵数量超过 4 万例。伴随着卵圆孔未闭介入封堵例数呈现爆发式增长，卵圆孔未闭封堵治疗的复杂性越来越受到重视，如卵圆孔未闭不等同于房间隔缺损（atrial septal defect，ASD），其解剖结构更复杂。封堵卵圆孔未闭面临的主要问题是如何安全通过卵圆孔及选择合适的封堵器减少残余分流等。一方面，封堵卵圆孔未闭时，一旦通过了卵圆孔，封堵器容易一次性到位，以致大多数医生认为封堵卵圆孔未闭很"简单"；另一方面，我国有 200 多家医院开展卵圆孔未闭封堵治疗，特别是一些基层医院、一些没有先天性心脏病介入治疗经验的医生都开展此技术，使得这项"简单"的技术变得有点"复杂"，封堵不成功、并发症的比例都有增加。因此，如何规范卵圆孔未闭封堵治疗、提高手术安全性和成功率非常重要。

与日益复杂的心脏介入手术方式伴随而生的是术中对成像技术的要求愈发严苛。目前，临床上主要应用经胸超声心动图（transthoracic echocardiography，TTE）和经食管超声心动图（transesophageal echocardiography，TEE）两种超声影像工具开展手术。经胸超声心动图以其无创、便捷的优势在临床中占有一席之地，但其准确性和可靠性仍受到一些学者的质疑。首先，经胸超声心动图的准确性受到操作者技术水平和经验的影响，对于一些细小的卵圆孔未闭可能无法准确检测。另外，经胸超声心动图也可能受到患者体型、肺气肿等因素的干扰，影响检测结果的准确性。其次，经胸超声心动图因其图像质量的限制不能满足日益骤增的对复杂型卵圆孔未闭病例或合并其他心脏病变患者的更高诊治技术的需求。经胸超声心动图联合右心声学造影被认为是卵圆孔未闭诊断的"金标准"，术中可观察到原发隔与继发隔间缝隙，同时可观察到穿间隔分流信号，可评价卵圆孔未闭相关解剖特征，以判断卵圆孔未闭为简单型或复杂型。尽管经食管超声心动图能够精准诊断和评估卵圆孔未闭，但是经食管超声心动图属于半侵入性器械，术者需将探头插入患者食管内，存在患者不耐受、因禁忌证不适用及食管损伤等的情况，且术中全麻状态下患者无法配合进行 Valsalva 动作，无法进行术前发泡诊断及术后封堵效果的评估。

精确的解剖结构、精准评估、实时监测、使用便捷对于当下越来越多复杂的封堵病例来说至关重要，恰恰心腔内超声（intracardiac echocardiography，ICE）实时成像、实时监测术中并发症及患者易耐受等特点极大地契合了这些要求，被越来越广泛地用于各类心脏介入手术[15-17]。经过逐渐发展，经皮房间隔缺损封堵术中心腔内超声的应用率已经从最初的 9.7% 增加到目前的 50% 以上[18]。伴随着卵圆孔未闭应用经验的积累，在既往，经胸超声心动图作为指导房间隔缺损及卵圆孔未闭手术的"金标准"[19-20]，如今伴随着心腔内超声指导的循证医学证据的增加，它更适合指导继发性房间隔缺损和卵圆孔未闭[21-22]。心腔内超声在房间隔缺损封堵术、卵圆孔未闭封堵术中应用日渐成熟，不仅具备无射线、无造影剂的特点，是肾功能不全及造影剂过敏患者的福音，还能实时获知心腔内情况以提高手术精准度与安全性。

近年，德国西门子公司推出了第一款实时三维心腔内超声导管（AcuNav-V），Acu-

Nav－V带有矩阵换能器,通过与强生三维标测系统 Carto 结合可提供实时三维立体的成像模式。它在卵圆孔未闭封堵术应用中可直视"隧道",指导导丝通过卵圆孔未闭,测量卵圆孔及周围解剖结构参数,辅助选择封堵器尺寸,观察封堵器释放过程全程,使封堵效果达到最佳。伴随着三维心腔内超声在先天性心脏病、结构性心脏病及电生理介入术中操作的不断增多,相应要求也更加苛刻。要求介入治疗更精准,需要进一步提高图像质量,近场可显示细微结构,远场能显示心脏周围的大血管和食管等结构,且图像不受心脏运动影响。因而,四维心腔内超声导管应运而生。四维心腔内超声技术的问世,使医生能够实时地观察心腔内结构和血流。这是对上述传统心腔内超声导管的重大改进。同时它也可以提供经胸超声心动图或经食管超声心动图难以充分观察的心脏结构细节,从而更加从容地指导介入心脏手术,如卵圆孔未闭封堵、左心耳封堵、二尖瓣修复,以及对三尖瓣反流的治疗。

　　心腔内超声的发展与成熟使得复杂的介入治疗变得更简单、解剖定位更精准、操作时间更短,同时心腔内超声的充分应用有望使得介入医生不再长期暴露在 X 射线辐射之下,实现绿色、安全的介入手术。相信,随着介入病例的增多、经验的积累及新技术和新器械的应用与推广,先天性心脏病的介入治疗定将朝着微创、绿色、安全、有效的方向发展,惠及更多患者!

参考文献

[1]HAGEN P T, SCHOLZ D G, EDWARDS W D. Incidence and size of patent foramen ovale during the first 10 decades of life: an autopsy study of 965 normal hearts[J]. Mayo Clin Proc, 1984,59(1): 17 - 20.

[2]SAVER J L, CARROLL J D, THALER D E, et al. Long - Term Outcomes of Patent Foramen Ovale Closure or Medical Therapy after Stroke[J]. N Engl J Med,2017, 377(11): 1022 - 1032.

[3]张玉顺,蒋世良,何璐. 经导管封堵卵圆孔未闭预防卒中——从争议到统一[J]. 中国介入心脏病学杂志, 2019, 27 (6): 301 - 302.

[4]周力,陈晖. 卵圆孔未闭与偏头痛:争议与实践[J]. 中国介入心脏病学杂志,2021,29(6): 342 - 344.

[5]HORNUNG M, BERTOG S C, FRANKE J, et al. Long - term results of a randomized trial comparing three different devices for percutaneous closure of a patent foramen ovale[J]. Eur Heart J, 2013, 34(43): 3362 - 3369.

[6]MAS J L, DERUMEAUX G, GUILLON B, et al. Patent Foramen Ovale Closure or Anticoagulation vs. Antiplatelets after Stroke[J]. N Engl J Med, 2017, 377(11): 1011 - 1021.

[7]SØNDERGAARD L, KASNER S E, RHODES J F, et al. Gore REDUCE Clinical Study Investigators. Patent Foramen Ovale Closure or Antiplatelet Therapy for Cryptogenic Stroke[J]. N Engl J Med, 2017, 377(11): 1033 - 1042. Erratum in: N Engl J Med, 2020, 382(10): 978.

[8]WEIN T, LINDSAY M P, CÔTÉ R. Canadian stroke best practice recommendation[J]. Int J Stroke, 2018, 13(4): 420 - 443.

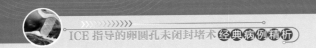
［9］DIENER HANS‐CHRISTOPH，DIE DEUTSCHE GESELLSCHAFT FÜR NEUROLOGIE，GRAU ARMIN J，et al. Kryptogener Schlaganfall und offenes Foramen ovale［J］. Der Nervenarzt，2018，89：1143－1153.

［10］RÖTHER J，KÖHRMANN M，STEINER T，et al. PFO‐Verschluss bei kryptogenem Schlaganfall － "sollte erwogen warden"！［J］. Der Nervenarzt，2018，89：1154－1155.

［11］KUIJPERS T，SPENCER F A，SIEMIENIUK R A C，et al. Patent foramen ovale closure，antiplatelet therapy or anticoagulation therapy alone for management of cryptogenic stroke？A clinical practice guideline［J］. BMJ，2018，362：k2515.

［12］中华医学会心血管内科分会，中国医师协会心血管内科分会. 卵圆孔未闭预防性封堵术中国专家共识［J］. 中国循环杂志，2017，32（3）：209－214.

［13］MESSÉ S R，GRONSETH G S，KENT D M，et al. Practice advisory update summary：Patent foramen ovale and secondary stroke prevention：Report of the Guideline Subcommittee of the American Academy of Neurology［J］. Neurology，2020，94(20)：876－885.

［14］张玉顺，蒋世良，朱鲜阳. 卵圆孔未闭相关卒中预防中国专家指南［J］. 心脏杂志，2021，33(1)：1－10.

［15］ENRIQUEZ A，SAENZ L C，ROSO R，et al. Use of Intracardiac Echocardiography in Interventional Cardiology：Working With the Anatomy Rather Than Fighting It［J］. Circulation，2018，137(21)：2278－2294.

［16］VITULANO N，PAZANO V，PELARGONIO G，et al. Technology update：intracardiac echocardiography—a review of the literature［J］. Medical Devices：Evidence and Research，2015，8：231－239.

［17］LIU C F. The Evolving Utility Of Intracardiac Echocardiography In Cardiac Procedures［J］. J Atr Fibrillation，2014，6(6)：1055.

［18］ALQAHTANI F，BHIRUD A，ALJOHANI S，et al. Intracardiac versus transesophageal echocardiography to guide transcatheter closure of interatrial communications：Nationwide trend and comparative analysis［J］. J Interv Cardiol，2017，30(3)：234－241.

［19］HELLENBRAND W E，FAHEY J T，MCGOWAN F X，et al. Transesophageal echocardiographic guidance of transcatheter closure of atrial septal defect［J］. Am J Cardiol，1990，66(2)：207－213.

［20］VAN DER VELDE M E，PERY S B. Transesophageal Echocardiography During Interventional Catheterization in Congenital Heart Disease［J］. Echocardiography，1997，14(5)：513－528.

［21］BARTEL T，KONORZA T，NEUDORF U，et al. Intracardiac echocardiography：an ideal guiding tool for device closure of interatrial communications［J］. Eur J Echocardiogr，2005，6(2)：92－96.

［22］KAVVOURAS C，VAVURANAKIS M，VAINA S，et al. Intracardiac echocardiography for percutaneous patent foramen ovale and atrial septal defect occlusion［J］. Herz，2019，44(5)：445－449.

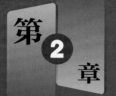

第2章 卵圆孔未闭封堵的适应证与困惑

中国人民解放军西部战区总医院　彭　柯

卵圆孔未闭与房间隔缺损不同,并不是组织的缺失,而是原发隔和继发隔未能自然粘连融合而形成的裂隙样异常通道,类似于"功能性瓣膜"。在人群中发生率高达 20%～30%[1]。大部分患者没有任何症状,因此既往多认为该裂隙无关紧要。但是,随着对诸如反常栓塞、偏头痛、隐源性卒中等临床症状的深入研究,发现卵圆孔在这类临床综合征中起着重要的作用,甚至形象地提出了"病在脑、洞在心"的理论。近几年的国内外专家共识及指南均强调的"卵圆孔未闭相关卒中"概念,也阐述了其重要的致病机制,体现了对其治疗的重要价值。

目前与卵圆孔未闭相关的临床问题包括不明原因的缺血性脑卒中、偏头痛、复发性短暂性脑缺血发作、减压病、用力性晕厥、暂时性失语、睡眠性呼吸暂停综合征、平卧性呼吸困难/直立低氧综合征、肺动脉高压、右心室心肌梗死的顽固性低氧血症。

与经导管房间隔缺损封堵术一样,卵圆孔未闭封堵术也是通过介入的办法送入合适大小的封堵器来达到关闭卵圆孔目的的。其创伤小、患者恢复快、并发症少,因此被用以解决上述临床问题。20 年来,越来越多的个案报道、临床观察研究证实了封堵卵圆孔未闭可降低脑血管事件,但是争议也是不断。其核心问题就是在发生率高达 30% 的情况下,究竟有哪些患者该行手术治疗,是否会导致过度医疗而给患者带来不必要的经济损失,甚至是身体伤害。

目前卵圆孔未闭介入封堵术的适应证有以下几个方面。

2.1 卵圆孔未闭相关脑卒中

在卵圆孔未闭相关脑卒中方面,近年来临床研究发展迅速[2]。2017 年 9 月新英格兰医学杂志同期连续刊登了 CLOSE 研究、REDUCE 研究和 RESPECT 研究的远期随访结果,2018 年美国心脏病学会杂志上也发表了一项基于亚洲人群高危卵圆孔未闭的 DEFENSE 研究,研究均显示在降低卒中复发风险方面,经导管封堵卵圆孔未闭优于单纯药物治疗。此后,世界多国的神经病学学会和(或)心血管病学会等相继更新了有关卵圆孔未闭治疗的专家共识或指南。2017 年,加拿大卒中最佳实践建议首先更新了其卒中的二级预防指南,将经导管封堵卵圆孔未闭提高到 A 级证据水平。同年,我国也制定了首部《卵圆孔未闭预防性封堵术中国专家共识》[3]。

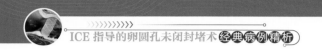

2021年,在借鉴国内外最新研究的基础上,结合我国具体情况,国内本领域专家形成了《卵圆孔未闭相关卒中预防中国专家指南》[4],建议:①年龄介于16～60岁,血栓栓塞性脑梗死伴卵圆孔未闭患者,未发现其他卒中发病机制,卵圆孔未闭伴房间隔膨出瘤(atrial septal aneurysm,ASA)或中至大量右向左分流或直径≥2mm,建议行经导管卵圆孔未闭封堵术(Ⅰ类,A级);②传统血管风险因素(如高血压、糖尿病、高脂血症或吸烟等)少,全面评估(包括长程心电监测除外房颤)后没有发现其他卒中机制,卵圆孔未闭伴房间隔膨出瘤或中至大量右向左分流或直径≥2mm,年龄>60岁、≤65岁者(特殊情况年龄可以适当放宽),建议行经导管卵圆孔未闭封堵术(Ⅱa类,C级);③年轻、单一深部小梗死(<1.5cm),卵圆孔未闭伴房间隔膨出瘤或中至大量右向左分流或直径≥2mm,无小血管疾病的危险因素如高血压、糖尿病或高脂血症等,建议行经导管卵圆孔未闭封堵术,且年龄可以适当放宽(Ⅱa类,C级);④卵圆孔未闭相关卒中,合并有明确的深静脉血栓形成或肺栓塞患者,不具备长期抗凝条件,建议行经导管卵圆孔未闭封堵术(Ⅱa类,B级)。

2022年5月,美国心血管造影与介入学会(Society for Cardiovascular Angiography and Interventions,SCAI)发布了卵圆孔未闭的管理指南[5],对具体的临床情况做出了详尽的叙述。值得重点关注的有几点:①明确应用卵圆孔未闭相关卒中取代了不明原因卒中,标志对卵圆孔未闭与卒中关系的肯定;②将RoPE评分作为重点的判断依据,认为反常栓塞风险量表(RoPE量表)评分>7分时卵圆孔未闭封堵获益大,优于单独抗血小板治疗;③卵圆孔未闭相关卒中患者,高危卵圆孔未闭解剖结构不再是封堵的必要条件,即该类患者卵圆孔未闭封堵无须考虑卵圆孔未闭的具体解剖结构。

2.2 偏头痛

偏头痛是一种常见的、慢性的、多因素的神经血管疾病,以严重的头痛和自主神经系统功能障碍为特征,临床表现为反复发作的一侧或双侧搏动性头痛。研究发现偏头痛患者中卵圆孔未闭发生率为40%～60%。越来越多的研究提示先兆性偏头痛可能与卵圆孔未闭有关,尤其是存在较大的右向左分流时可能作为血栓、血小板聚集物、血清素等物质的通路,从而诱发偏头痛[6]。目前的指南明确指出我国对偏头痛的治疗存在很大的不足,主要体现在预防性治疗不充分、常用药物不能有效缓解症状,以及镇痛药物的过度使用。近年来的多项研究包括MIST研究、PREMIUM研究、PRIMA研究等均提示卵圆孔未闭封堵后可减少部分患者偏头痛的发作天数和频率。20项非对照研究的荟萃分析也提示,卵圆孔未闭封堵后偏头痛完全缓解可能性为46%,而78%的患者偏头痛可改善。但是,由于上述研究本身设计存在一定的缺陷,且均存在封堵后残余分流发生率高的情况,因此不能确认何种治疗方案更优。

基于上述研究证据,2022年《SCAI卵圆孔未闭管理指南》建议对于存在严重偏头痛但无卵圆孔未闭相关卒中的患者,不要常规使用卵圆孔未闭封堵治疗偏头痛。但对于那些

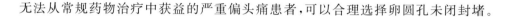

无法从常规药物治疗中获益的严重偏头痛患者,可以合理选择卵圆孔未闭封堵。

2.3　平卧呼吸/直立低氧综合征

平卧呼吸/直立低氧综合征(platypnea - orthodeoxia syndrome,POS)是以直立位呼吸困难和低氧血症,仰卧位可改善为特征的临床综合征。常见致病因素为卵圆孔未闭导致心内分流,其次有肺动静脉分流、肺通气/灌注不匹配等。目前鉴于资料有限,借鉴一些病例报道的结果,在排除肺部疾病后严重缺氧的情况下,可考虑关闭卵圆孔未闭[7]。

2.4　减压病

减压病(decompression sickness,DCS)是由于高压环境作业后减压不当,体内原已溶解的气体超过了过饱和界限,在血管内外及组织中形成气泡所致的全身性疾病。研究证实,有卵圆孔未闭的潜水员患减压病的风险是没有卵圆孔未闭潜水员的5倍,风险与卵圆孔未闭大小成正比。病例对照研究建议合并卵圆孔未闭的潜水员关闭卵圆孔未闭以减少矛盾栓塞的风险。但是,目前证据并不充分。故2022年SCAI推荐不常规使用卵圆孔未闭封堵。

首先,尽管上述指南或专家共识基于临床情况,给出了非常详尽的治疗指导意见,但是实际工作中,对待卵圆孔未闭患者仍然有很多困惑,需要更多的临床研究证据予以解答。比如,对于卵圆孔未闭相关卒中,目前卵圆孔未闭封堵仍是基于二级预防,即已经发生卒中后的治疗措施。但是包括国内外很多学者也提出质疑,为什么一定要等到症状发生后才采取治疗措施,能否有效地筛选出高危的患者,提前予以一级预防而行卵圆孔未闭封堵治疗?这可能需要建立更精确的预测模型,基于患者的一般特点、高危临床因素、卵圆孔未闭的解剖特征来综合判断。

再者,针对卵圆孔未闭合并房颤的患者,尤其是阵发性房颤患者,是否就是卵圆孔未闭封堵的禁忌证,国外仍有一些个案报道证实。在阵发性房颤窦性心律期间,患者发生了卒中,故而提示卵圆孔未闭的封堵可能仍能带来获益。但是,卵圆孔未闭封堵后对后续可能进行的房颤射频消融或者左心耳封堵术也带来了操作的困难。故此,近年来一些新技术、新的封堵器械,如完全可降解的卵圆孔未闭封堵器可能会带来更优的选择。

然后,正如上述临床研究的发现,部分患者的未获益可能与手术式式选择不当、封堵器不匹配等导致残余分流有关,除了更加规范的手术操作外,需要更加直观的检测工具。如心腔内超声的应用,能更好地在术中观察卵圆孔未闭的形态特征,观察术中及术后即刻的手术效果,以达到精准治疗、减少残余分流的目的。

综上所述,近年来在卵圆孔未闭的治疗上已有大量的临床证据、指南和共识来帮助医生更好地诊治该类患者。应基于指南,严格的把握手术适应证,避免过度医疗。但是,对

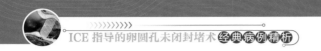

于部分高危或者特殊的患者,医生也应该进行充分的评估,建立由神经内科、心内科和影像科等组成的 MDT 团队,进行彻底的评估。强调心/脑团队应与患者共同决策,是否进行卵圆孔未闭封堵或药物治疗。

参考文献

[1]CHENG T, GONZALEZ J B, TESTAI F D. Advances and ongoing controversies in PFO closure and cryptogenic stroke[J]. Handb Clin Neurol, 2021, 177:43-56.

[2]MADHKOUR R, MEIER B. PFO and Cryptogenic Stroke:When Should It Be Closed? [J]. Rev Esp Cardiol (Engl Ed), 2019, 72(5):369-372.

[3]中华医学会心血管内科分会,中国医师协会心血管内科分会. 卵圆孔未闭预防性封堵术中国专家共识[J]. 中国循环杂志, 2017, 32 (3):209-214.

[4]张玉顺,蒋世良,朱鲜阳. 卵圆孔未闭相关卒中预防中国专家指南[J]. 心脏杂志, 2021, 33 (1):1-10.

[5]KAVINSKY C J, SZERLIP M, GOLDSWEIG A M, et al. SCAI Guidelines for the Management of Patent Foramen Ovale[J]. Journal of the Society for Cardiovascular Angiography & Interventions, 2022, 1 (4):1-15.

[6]RAYHILL M, BURCH R. PFO and Migraine:Is There a Role for Closure? [J]. Curr Neurol Neurosci Rep, 2017, 17(3):20.

[7]AGRAWAL A, PALKAR A, TALWAR A. The multiple dimensions of Platypnea-Orthodeoxia syndrome:A review[J]. Respir Med, 2017, 129:31-38.

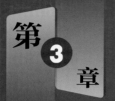

第**3**章　卵圆孔未闭的解剖特征

空军军医大学唐都医院　冯　品

3.1　房间隔的胚胎学

　　房间隔的胚胎发育早期,原始心房为一个共同腔。心房的分隔起始于胚胎第 4 周,原发隔自心房的后上方向前下方的房室间的心内膜垫呈镰刀状生长,原发隔与心内膜垫之间的空隙称为原发孔。在两个结构融合之前,在原发隔的后上方先后出现一些小孔,并且这些小孔逐渐融合为一个较大的孔,称为继发孔。几乎在继发孔出现的同时,在原发隔右侧,心房壁折返形成较厚的继发隔,继发隔由前上方向后下方移动,逐渐封闭继发孔。继发隔于胚胎第 7 周末停止生长并在心房的后下方遗留一个卵圆形区域,称为卵圆窝,此处仅由原发隔组成[1]。此时,原发隔和继发隔的绝大多数区域互相融合为一体,而仅在卵圆窝的前上缘(靠近主动脉根部)存在一小裂隙,被称为卵圆孔。卵圆孔是胚胎期心房间的交通途径,允许血液从右向左分流,对胎儿的血液循环起着至关重要的作用。

　　在出生后,肺循环逐步建立,肺血流量增加导致左心房压力升高并超过右心房压力,左心房的体积增大,腔静脉流入右心房的血流减少,导致原发隔向右侧移动,即原发隔向继发隔靠近、粘连及融合。卵圆孔在出生后 5～7 个月逐渐出现功能关闭,而后在 1 年内达解剖关闭,形成永久性房间隔。存在房间隔膨出瘤、异常下腔静脉瓣(eustachian valve,EV)或希阿里氏网(Chiari network,CN)等相关解剖特征及遗传因素等,都可能导致原发隔与继发隔未完全融合[2]。若 3 岁后卵圆孔仍不闭合,称为卵圆孔未闭,成年人卵圆孔未闭患病率达 25%[3]。

3.2　卵圆孔未闭的位置、形态、大小及分型

　　卵圆孔未闭一般位于卵圆窝的前上部分,其通常呈隧道状。原发隔和继发隔重叠的程度决定了卵圆孔未闭的长度,原发隔和继发隔之间不融合的距离决定了卵圆孔未闭的宽度或大小。随着年龄的增长,卵圆孔未闭的发生率呈下降趋势,但大小呈现增大的趋势[4]。解剖研究显示,成人卵圆孔未闭直径范围为 1～19mm,平均直径为 4.9mm,卵圆孔未闭隧道长度范围为 3～18mm,平均长度为 8mm;卵圆孔未闭距上腔静脉平均距离为12.2mm,距主动脉根部平均距离为 8.1mm[5]。需要强调的是,卵圆孔未闭形态及大小的

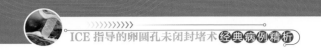

确定与多个因素相关,如患者是否使用 Valsalva 动作及其动作的充分程度、检测医生对卵圆孔未闭的认识及其技术是否熟练等。这些因素均会影响卵圆孔未闭测量的准确性。卵圆孔未闭的形态在心脏收缩期、舒张期以及不同位置(入口、中段、出口)的面积和宽度不同,卵圆孔未闭的面积和宽度在心脏收缩期较舒张期略大[6]。目前,常用右心声学造影或介入过程中使用球囊测量卵圆孔未闭大小及伸展直径。根据经食管超声心动图测量大小,将卵圆孔未闭分为大卵圆孔未闭,直径≥4mm;中卵圆孔未闭,直径 2～3.9mm;小卵圆孔未闭,直径≤1.9mm。

为指导卵圆孔未闭封堵治疗,根据卵圆孔未闭的结构特征,可分为简单型卵圆孔未闭和复杂型卵圆孔未闭[7]。简单型卵圆孔未闭的特征为隧道长度＜8mm 且不合并以下任何一项:房间隔膨出瘤、过长的下腔静脉瓣或希阿里氏网、肥厚的继发隔(≤10mm)、左心房侧多出口、合并卵圆窝处其他缺损(房间隔缺损)。复杂型卵圆孔未闭则与此相反。

3.3 复杂或高危卵圆孔未闭解剖

3.3.1 卵圆孔未闭长隧道或大卵圆孔未闭

研究表明,大卵圆孔未闭(直径≥4mm)、卵圆孔未闭的其他特征(包括分流程度、静息时的血流与 Valsalva 动作后的表现),以及卵圆孔未闭或右心房的特定解剖特征与卒中和卒中复发风险增加有关[8]。卵圆孔未闭隧道长度较长的卵圆孔未闭,即通常≥8mm 隧道长度的卵圆孔未闭,往往会导致短腰型封堵器不能在隧道中完全充分展开(除非合并有房间隔膨出瘤),术后易发生残余分流,甚至术后分流可能比封堵器放置之前更大。当裂隙既长又窄时,情况更是如此。

3.3.2 房间隔膨出瘤

房间隔膨出瘤的存在是卵圆孔未闭的一个重要特征,是指位于卵圆窝局部的过长和动度较大的房间隔发育异常,部分病例可累及整个房间隔。房间隔膨出瘤在成人中的发病率为 1.9%～2.4%。房间隔膨出瘤的形成原因或与房间隔的先天发育异常及左心房、右心房之间存在明显的压差有关。继发隔一般较厚,而原发隔相对较薄。通常卵圆窝处原发隔厚度一般为 0.5～1.5mm,较薄弱,其原发隔薄弱处逐渐向低压侧心房突出,呈囊袋状膨出。超声心动图检查成人房间隔膨出瘤的诊断标准为房间隔向一侧心房局限性膨出或随心动周期而出现明显的左右摆动,膨出深度≥10mm、基底部直径≥15mm 或膨出深度≥25%左心房或右心房的横径[9,10]。

卵圆孔未闭合并房间隔膨出瘤时,发生缺血性卒中以及卒中复发的风险较单纯卵圆孔未闭增加,可能与房间隔大幅的摆动致卵圆孔开放幅度增大、膨出瘤可使下腔静脉血液流向卵圆孔处而导致右向左分流、房间隔膨出瘤瘤体内易出现血栓、左心房功能障碍等有关。研究结果显示,缺血性卒中患者,卵圆孔未闭合并房间隔膨出瘤的比率可以高达

30%～60%。

当卵圆孔未闭合并房间隔膨出瘤时,房间隔膨出瘤可能会影响封堵器的稳定性。可以通过测量膨出瘤的边缘、卵圆窝的大小以协助选择封堵器类型及大小,从而降低封堵器移位的风险。

3.3.3 继发隔肥厚

房间隔脂肪瘤样肥厚(lipomatous hypertrophy of the interatrial septum,LHIS)是一种组织学上良性的脂肪组织增生,其特征是脂肪在房间隔过度沉积。多数患者无任何症状,故常在体检或尸检时才发现。据报道尸检时房间隔脂肪瘤样肥厚的发生率约为1%,经胸超声心动图研究显示其发生率高达8%。确切的原因尚不清楚,可能是在形成房间隔的原始心房中存在胚胎间充质细胞,在适当的刺激下可以发育成脂肪细胞。也有人认为,房间隔脂肪瘤样肥厚通常与肥胖和衰老有关。房间隔脂肪瘤样肥厚在经食管超声心动图上表现为房间隔上下部分高回声增大,但卵圆窝未见,导致典型的双叶、哑铃状或漏斗状形态[11]。研究显示,当存在继发隔肥厚>10mm时,增加了器械通过的难度以及卵圆孔未闭封堵器与卵圆窝不平齐的概率,因此对于这类患者,通常会考虑小尺寸或更柔软的装置[7]。

3.3.4 下腔静脉瓣或希阿里氏网

在心脏的胚胎发育过程中,心房与静脉窦交接区形成左、右2个瓣膜样结构。正常情况下,左瓣在发育过程中与房间隔的继发隔相融合,构成房间隔的后部。右瓣逐渐形成3个部分,上部形成界嵴,中部形成异常下腔静脉瓣(又称欧氏瓣),下部形成冠状静脉窦瓣。右瓣通常在妊娠第9周至第15周消退,可以退化消失,也可以退化不全,形成先天性残留组织结构残存于右心房内,其结构个体差异较大,成年后异常下腔静脉瓣逐渐萎缩,长度超过2cm时被视为异常。异常下腔静脉瓣在超声上表现为各种形态,可表现为源自下腔静脉孔的半月形纤维薄膜,或在右心房下部表现为僵硬的细长结构,或在右心房腔内表现为膜状、波状的回声性肿块[12]。Yater在1929年的尸检系列中,在120颗心脏中发现了86%的异常下腔静脉瓣,平均长度为3.6mm,范围为1.5～23mm。Schneider等人发现了一个巨大的异常下腔静脉瓣,超声心动图显示其将右心房分隔成2个独立的腔室样结构。希阿里氏网的定义说法不一,目前多认为,希阿里氏网是异常下腔静脉瓣的一种,患病率为2%～3%,呈网状,薄膜退化形成的巨大网孔,附着于右心房或房间隔上壁[8]。

异常下腔静脉瓣或希阿里氏网这些结构也与中风有关,可能的机制是,2种结构通过维持胚胎期的右心房血流模式,将血液从下腔静脉引导到卵圆孔未闭的右心房侧开口,导致显著的右至左分流,有利于并促进矛盾栓塞。若卵圆孔闭合,它则没有特定的功能。异常下腔静脉瓣或希阿里氏网亦能影响术中器械的操作或缠绕器械、干扰封堵器右房盘的正确释放或封堵器的取出。

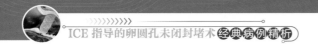

3.3.5 卵圆窝的毗邻结构

卵圆窝在右心房面有 5 个边缘,即上腔静脉缘(SVC 缘)、主动脉缘、下腔静脉缘(IVC 缘)、冠状窦缘(CS 缘)、三尖瓣缘;在左心房面有 2 个边缘,即二尖瓣缘和右上肺静脉缘。当卵圆孔未闭距上腔静脉或主动脉根部最短距离<9mm 时,不建议置入封堵器[5]。此种情况下,往往为了克服边缘的缺陷或不足,选择过大的封堵器置入,增加了封堵器与心房壁及主动脉侵蚀的风险(医源性主动脉根部-右心房瘘的高风险)。

3.3.6 其他

左心房侧多发出口卵圆孔未闭、卵圆孔未闭合并卵圆窝处房间隔缺损(单个或多个)、卵圆孔未闭合并主动脉根部增大、卵圆孔未闭合并原发隔活动度>6.5mm、卵圆孔未闭与下腔静脉的角度≤10°、卵圆孔未闭裂隙持续开放、欧氏界嵴粗大卵圆孔未闭等复杂或高危解剖结构也均是安全有效封堵卵圆孔未闭所需要考量的因素。

总之,房间隔结构和卵圆孔未闭的变化是常见的,以上这些不同的解剖特征,往往相互结合,可能会对手术中的操作增加一定的难度。应用影像学工具,术前仔细评估解剖特征,准确理解解剖结构,可以避免导致高残留分流率和相关的复发风险,避免发生侵蚀、穿孔、血栓形成或新发房颤等。

参考文献

[1]CALVERT P A,RANA B S,KYDD A C, et al. Patent foramen ovale: anatomy, outcomes, and closure[J]. Nature Reviews Cardiology, 2011, 8: 148 – 160.

[2]HOMMA S, MESSÉ S R, RUNDEK T, et al. Patent foramen ovale[J]. Nat Rev Dis Primers, 2016, 2: 15086.

[3]FISHER D C, FISHER E A, BUDD J H, et al. The incidence of patent foramen ovale in 1000 consecutive patients. A contrast transesophageal echocardiographic study[J]. Chest, 1995, 107(6):1504 – 1509.

[4]HAGEN P T, SCHOLZ D G, EDWARDS W D. Incidence and size of patent foramen ovale during the first 10 decades of life: An autopsy study of 965 normal hearts[J]. Mayo Clin Proc, 1984, 59(1): 17 – 20.

[5]MCKENZIE J A, EDWARDS W D, HAGLER D J. Anatomy of the Patent Foramen Ovale for the interventionalist[J]. Catheter Cardiovasc Interv, 2009, 73(6): 821 – 826.

[6]TANAKA J, IZUMO M, FUKUOKA Y, et al. Comparison of two – dimensional versus real – time three – dimensional transesophageal echocardiography for evaluation of patent foramen ovale morphology[J]. Am J Cardiol, 2013, 111(7): 1052 – 1056.

[7]RANA B S, SHAPIRO L M, MCCARTHY K P, et al. Three – dimensional imaging of the atrial septum and patent foramen ovale anatomy: defining the morphological phenotypes of patent foramen ovale[J]. Eur J Echocardiogr, 2010, 11(10): i19 – i25.

[8]GOEL S S, TUZCU E M, SHISHEHBOR M H, et al. Morphology of the patent foramen ovale in a-

symptomatic versus symptomatic（stroke or transient ischemic attack）patients[J]. Am J Cardiol, 2009, 103(1): 124 - 129.

[9]TOKUNAGA K, YASAKA M, KUWASHIRO T, et al. Association between the maximal distance of atrial septal protrusion and cryptogenic stroke[J]. Int J Stroke, 2017, 12(9): 941 - 945.

[10]ODA T, KATO S, SUDA K. Displacement of Amplatzer septal occluder in a patient with atrial septal defects and an atrial septal aneurysm[J]. Cardiol Young, 2016, 26(7): 1430 - 1431.

[11]HEYER C M, KAGEL T, LEMBURG S P, et al. Lipomatous hypertrophy of the interatrial septum: a prospective study of incidence, imaging findings, and clinical symptoms[J]. Chest, 2003, 124 (6): 2068 - 2073.

[12]WONG R C - C, TEO S G, YEO T C. An unusual right - sided endocarditis: a case report of eustachian valve endocarditis[J]. Int J Cardiol, 2006, 109(3): 406 - 407.

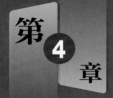

第 4 章　卵圆孔未闭的超声诊断

空军军医大学唐都医院　张宇新

房间隔卵圆孔未闭是在房间隔发育过程中,卵圆窝部位的房间隔出现解剖学未完全闭合,形成瓣膜样结构从左心房侧覆盖卵圆孔,属于胎儿血液循环最常见的残留表现。出生后,随着左心房压力升高和肺血管阻力降低,房间隔的原发隔和继发隔相互靠近、融合,大多数胎儿出生后 3 个月可以自行闭合,如果超过 3 岁还没有完全闭合,称为卵圆孔未闭。房间隔卵

扫码观看
视频资源

圆孔未闭在正常人群中并不少见,有学者做过研究,卵圆孔未闭在正常人群中约占 25％,但绝大多数人无任何症状,因此也就很少有因卵圆孔未闭就诊。超声心动图是卵圆孔未闭首选的无创检查手段,也是无创评估卵圆孔未闭的"金标准",既可用于筛查有无卵圆孔未闭,也可评价可能与栓塞高危及介入治疗并发症相关的解剖特征[1-5]。

4.1　房间隔卵圆孔未闭的病理分型

4.4.1　根据卵圆孔未闭大小分型

(1)小型卵圆孔未闭,直径<2mm。
(2)中型卵圆孔未闭,直径 2～2.9mm。
(3)大型卵圆孔未闭,3mm≤直径<5mm。

4.1.2　根据右心声学造影微泡多少分型

(1)小流量卵圆孔未闭,微泡<10 个。
(2)中流量卵圆孔未闭,微泡 10～30 个。
(3)大流量卵圆孔未闭,微泡≥30 个。

4.2　房间隔卵圆孔未闭的病理生理

在正常生理条件下,虽然卵圆孔未闭可引起左向右分流,但由于分流量非常小,不会对右心负荷和心脏功能产生明显影响。但在某些生理和病理状态下,卵圆孔未闭可出现右向左分流。生理条件,如举重、屏气等,可导致右心房压力短暂性升高,卵圆孔未闭者可

出现一过性心房水平右向左分流。此时若右心系统有血栓存在,则有可能经卵圆孔进入体循环而栓塞体循环动脉,形成所谓矛盾性栓塞(图 4.1,视频 4.1)。

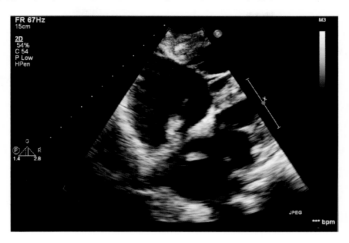

图 4.1 房间隔骑跨血栓影像

Van Praagh 等学者曾对 127 例儿童进行周围静脉右心声学造影检测发现,过房间隔卵圆孔右向左分流发生率达 37%,可见房间隔卵圆孔未闭发生右向左分流的情况并不少见。某些疾病导致右心房压力明显高于左心房压力时也可引起右向左分流,常见疾病包括重度肺动脉瓣狭窄、重度肺动脉高压、大面积肺动脉栓塞、慢性阻塞性肺疾病等(图 4.2,视频 4.2)。

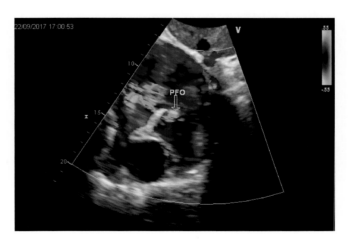

图 4.2 卵圆孔右向左分流影像

4.3 房间隔卵圆孔未闭的超声心动图表现

4.3.1 经胸超声心动图

经胸超声心动图筛查卵圆孔未闭时应从不同角度全面探查房间隔,主要包括胸骨旁大动脉短轴切面、胸骨旁及心尖四腔心切面、剑突下四腔及双心房切面等,彩色多普勒血流显像标尺调至 35～40cm/s,以便显示低速分流信号。可使用局部放大功能(ZOOM)观察房间隔解剖结构,同时评价有无欧氏瓣、希阿里氏网、房间隔膨出瘤及其他合并异常等。经胸超声心动图常无法清晰地显示卵圆孔未闭解剖结构,通常通过彩色多普勒血流显像发现斜行穿过房间隔的分流信号诊断卵圆孔未闭。儿童患者如果使用的超声心动图仪器分辨率高,在心尖四腔心切面、胸骨旁四腔心切面、剑突下四腔心切面和剑突下两房心切面,可能显示房间隔中部比较小的"搭错样"改变(图 4.3,视频 4.3)。"隧道样"持续开放的卵圆孔未闭较易探及左向右分流信号,而间歇性的低速右向左分流多普勒不易探及。因此,单独经胸超声心动图对卵圆孔未闭诊断特异度高而敏感度低,须结合右心声学造影评价潜在右向左分流或细小卵圆孔未闭。

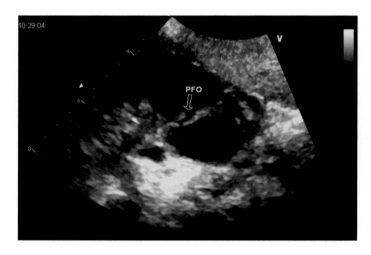

图 4.3 卵圆孔"搭错样"改变影像

4.3.2 经食管超声心动图

经食管超声心动图近距离高频率高分辨率探查房间隔,能够清晰地显示房间隔动态结构。行经食管超声心动图检查时,应多角度连续扫查房间隔,彩色多普勒血流显像标尺调低至 25～40cm/s 观察分流信号,对≤1mm 的卵圆孔未闭,需要调节更低的血流标尺。因卵圆孔未闭形态随心动周期及左心房、右心房压差而动态变化,其大小也动态改变,建议经食管超声心动图测量卵圆孔未闭静息直径与开放直径(有效 Valsalva 动作后的最大直径），以及静息长度与 Valsalva 动作后长度（原发隔与继发隔重叠长度）（图 4.5，视频 4.5）。

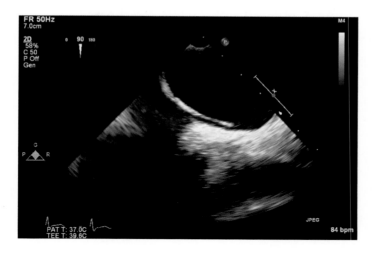

图 4.4　原发隔与继发隔重叠长度

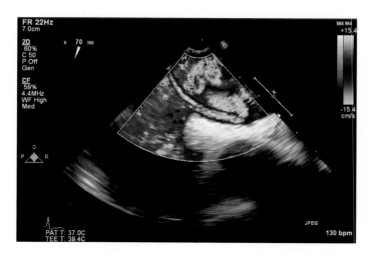

图 4.5　彩色多普勒显示卵圆孔左向右分流影像

4.3.3　右心声学造影

　　明确房间隔的过隔分流是诊断卵圆孔未闭的必要条件。卵圆孔未闭的分流常为非连续性的低速血流，彩色多普勒血流显像难以探及，但超声检查可敏感显示血液中的微气泡（表现为高亮点状回声），配合 Valsalva 动作升高右心房压，激发右向左分流，可提高诊断卵圆孔未闭的敏感度。静脉注射右心声学造影剂〔0.9％生理盐水 8ml＋1ml 自体血液＋1ml 空气混合成 10ml 注射液，三通管连接 2 个 10ml 注射器，在 2 个注射器之间快速来回推注液体（约 20 次）直至完全浑浊〕，微气泡随血液回流右心房、右心室、肺动脉，因微气泡直径较大无法通过肺毛细血管网，而在毛细血管前破裂，气体由肺呼出，故正常情况下右心可见亮而密的微气泡显影,而左心无显影,故名右心声学造影。当存在卵圆孔未闭时,静息状态下多无左心显影;当存在病理性右心房压力增高时,可能存在持续性或间歇性左心显影;配合激发动作右心房压升高超过左心房压时产生瞬时右向左分流,微气泡进入左心房、左心室而出现一过性、短促左心显影(图4.6,视频4.6)。需要鉴别的是,肺动静脉分流时(如肺动静脉瘘、肝肺综合征、毛细血管增多症等)右心声学造影也为阳性结果,此时左心气泡显影表现为延迟出现、延迟消散的"迟滞"显像,且通常在静息情况下就可出现,经食管超声心动图下右心声学造影有更好的鉴别诊断能力(图4.7,视频4.7)。

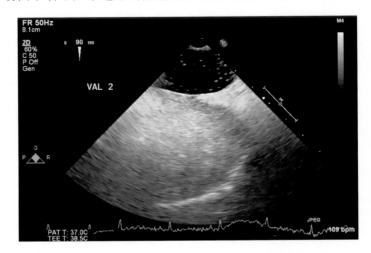

图 4.6　右心声学造影卵圆孔右向左分流影像

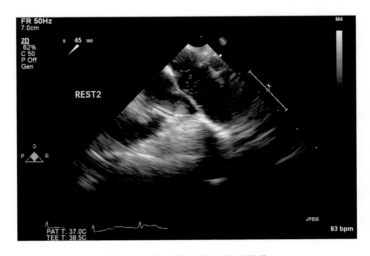

图 4.7　肺动静脉水平分流影像

4.4.4　对比增强经颅多普勒超声

对比增强经颅多普勒超声(contrast transcranial Doppler,cTCD)造影剂制备及注射操作与右心声学造影相同。因为微泡至脑血管的路径较长,微泡破裂导致假阴性的可能性较对比增强经胸超声心动图（contrast transthoracic echocardiography，cTTE）高，建议cTCD使用混血的激活生理盐水作为造影剂。每次开始注射时开始计时，注射5秒时开始充分的Valsalva动作，持续至少5秒。通过观察大脑中动脉的血流速度判断是否为有效的Valsalva动作，血流速度较基线下降25%为有效的Valsalva动作，必要时可延长Valsalva动作的时间至10秒，空军军医大学唐都医院科室有可用于实时显示检测呼气压力显示装置，可更为精确地评估患者是否为有效的Valsalva动作，并且量化，记录20~25秒内一侧大脑中动脉记录的微泡信号数目。

4.4 卵圆孔未闭的超声心动图鉴别诊断

卵圆孔未闭需要与小型房间隔缺损进行鉴别诊断。从间接征象上鉴别诊断，卵圆孔未闭心脏各心腔内径大小均在正常范围内没有改变；而小型房间隔缺损可有轻度右心房、右心室内径增大。直接征象是二维超声心动图显示卵圆孔未闭者房间隔没有回声中断，即使婴幼儿显示有回声中断，也应≤3mm；而小型房间隔缺损可显示房间隔回声中断≥5mm。在彩色多普勒血流显像上区别最明显，卵圆孔未闭房间隔左向右分流束血流信号直径一般多≤3mm且为斜行分流束；而小型房间隔缺损过房间隔左向右分流束血流信号直径多≥5mm且为垂直于房间隔分流束。若有条件行经食管超声心动图检查，则可明确诊断。

4.5 卵圆孔未闭临床诊断建议

卵圆孔未闭临床诊断应包含是否存在卵圆孔未闭、右向左分流分流量、卵圆孔未闭相关解剖评价3个层面。初筛诊断是否存在卵圆孔未闭及分流量，建议使用对比增强经胸超声心动图和（或）对比增强经颅多普勒超声，有条件的中心建议二者联合应用提高诊断准确性。诊断困难者进一步行对比增强经食管超声心动图（contrast transesophageal echocardiography，cTEE）。经胸超声心动图应同时评估患者有无房间隔膨出瘤、是否存在欧氏瓣或者希阿里氏网、是否存在其他病变及解剖异常。行卵圆孔未闭封堵术前，如果患者无经食管超声心动图禁忌证，建议使用经食管超声心动图评价相关解剖。应主要探查：①是否存在房间隔膨出瘤（突出方向、深度及基底宽度）；②继发隔厚度；③是否存在欧氏瓣或者希阿里氏网；④静息状态及Valsalva动作后房间隔的原发隔与继发隔最大分离距离及重叠长度；⑤是否合并房间隔缺损、左心耳血栓、瓣膜赘生物及主动脉斑块等。

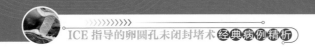
4.6 卵圆孔未闭介入治疗概述

4.6.1 关于卵圆孔未闭治疗问题

卵圆孔未闭分流量很少,如果不考虑本病的并发症,可以不进行治疗。但是,近年来的研究表明,卵圆孔未闭有 2 种并发症。①患者可有头晕、偏头痛症状,如果查明确实由卵圆孔未闭所引起,应该采取积极治疗措施进行治疗。②新近研究发现,卵圆孔未闭有患逆向血栓的可能,为了预防逆向血栓,也可以考虑实施卵圆孔未闭介入封堵术治疗(图4.8,视频 4.8)。

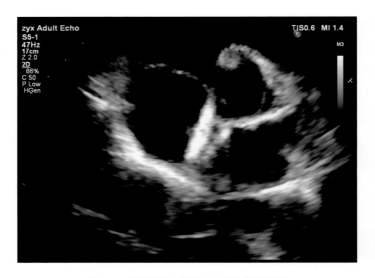

图 4.8 卵圆孔未闭介入封堵术后影像

4.6.2 关于卵圆孔未闭治疗新方法

到目前为止,对于卵圆孔未闭介入治疗,国内开展的数量远没有国外多。在介入治疗的方法上,国内只有封堵术一种方法,而在国外除了封堵术以外,近年又出现了一种经皮穿刺高温对合新技术。随着国内结构性心脏病介入治疗的发展,临床上,房颤射频消融、左心耳封堵、二尖瓣球囊扩张、二尖瓣缘对缘钳夹术等都需要在房间隔上穿刺,术后在房间隔上均会遗留一个直径≤5mm 的小孔。经彩色多普勒超声心动图随访发现,这个小孔在术后的 3～6 个月时间里,绝大多数患者都可以自行闭合。为什么这个新穿刺的小孔可以自愈,而房间隔卵圆孔未闭不能自愈,差别在于前者小孔边缘为新创伤面形成的,而后者边缘为完整的膜状结构形成的。边缘为新创面,心肌细胞可以再生长,而边缘为膜状结构没有新创面,心肌细胞不可能再生长。因此,通过特殊手段,用自制专用医疗器械在房间隔卵圆孔未闭边缘制造新创面,可以唤起房间隔卵圆孔未闭边缘心肌细胞继续生长,促进房间隔卵圆孔未闭自愈。这种新方法是否有效,还需要实验验证其结果。

综上所述,超声技术在卵圆孔未闭的诊断、术前评估、术中监测及术后随访中发挥着重要作用。卵圆孔未闭的常规筛查可行经胸超声心动图及对比增强经胸超声心动图联合对比增强经颅多普勒超声检查。卵圆孔未闭患者行介入封堵术前,应常规行经食管超声心动图评估卵圆孔的解剖结构等来指导封堵手术。术后随访应常规行经胸超声心动图检查。合并隐源性脑卒中或偏头痛的卵圆孔未闭患者可考虑行封堵术,可减少卒中或短暂性脑缺血发作的再发率,并可能缓解偏头痛症状,但是应根据目前已经发布的指南严格把握适应证。

参考文献

[1]中国医师协会心血管内科医师分会结构性心脏病学组,心源性脑卒中人群的高危预测模型及治疗策略的临床研究课题组.卵圆孔未闭超声诊断中国专家共识[J].中国介入心脏病学杂志,2023,31(1):4-11.

[2]侯传举,邓东安,朱鲜阳.彩色多普勒超声心动图与先天性心脏病介入治疗[M].沈阳:辽宁科学技术出版社,2013:302-310.

[3]何奔,赵先仙,高伟.先天性心脏病介入治疗学[M].北京:人民军医出版社,2010:284-329.

[4]黄文燕,何文,杜丽娟,等.超声造影在卵圆孔未闭诊断中的应用[J].中国卒中杂志,2011,6(6):495-498.

[5]王文婷,郭燕丽,申斌,等.经胸超声心动图在卵圆孔未闭封堵术中的应用[J].临床超声医学杂志,2010,12(12):825-827.

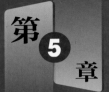

第5章 心腔内超声的临床应用现状及未来

空军军医大学唐都医院　张　薇

5.1 心腔内超声的历史和演变

早在 1956 年,在超声波应用的早期,人们就开始尝试利用导管通过介入的方式对心脏结构进行成像[1]。最早的研究者尝试将超声波换能单晶体置于导管头端,放置于心腔内通过旋转以获取一维心脏组织超声,并在动物实验中证实该项技术能够实现心腔内超声显像,标志着心腔内超声技术的出现。此后,陆续有科学家利用早期的超声探头对心腔内结构进行成像[2-3]。20 世纪 60 年代中期,Eggleton 开发了机械旋转的 4 晶片探头;1969 年,Bom 及其同事开发了 32 晶片相控阵线圈。20 世纪 60 年代,应用机械马达旋转超声波换能晶片的心腔内超声导管问世,并应用高频(20～30MHz)的超声获取心脏断层图像,结合彩色多普勒技术检测动脉血流、静脉血流。但是,高频超声的组织穿透性弱,心脏结构显像质量较差,限制了临床应用。直到 20 世纪 90 年代,12.5MHz(6F)和 10MHz(10F)超声导管先后问世,心腔内超声才逐渐应用于临床。经过不断改进,5～10MHz(10F)具有脉冲波/连续波多普勒及彩色血流的电子相超声导管研发成功,这种导管比较柔软,头端可弯曲,具有更高分辨力和更强穿透性,可从右心系统获得左心系统的超声显像,心腔内超声才开始在临床得到广泛使用。

2008 年,心腔内超声和电解剖标测系统被成功整合到一起,超声所见的腔内结构在电解剖标测系统上建立三维立体模型,每次采集的超声扇面可直接在三维心脏模型对应的位置和方向上直接显示出来,使用者可直观地理解每个超声扇面所处的位置、心腔内结构及与周围解剖结构的毗邻关系。结合三维模型,术者通过旋转心腔内超声导管或调整头端的角度,就可以从不同角度获取更多的心脏短轴及长轴切面,展示关键解剖部位的细节,进一步拓展了心腔内超声的临床应用场景。

5.2 心腔内超声在心脏介入治疗中的应用

20 世纪 90 年代后期,以心导管介入的心腔内超声得到迅猛发展,拓展了超声在介入领域的应用。新一代的心腔内超声克服了早期心腔内超声灵活性差、放射状切面、成像模式仅限于二维、缺乏多普勒技术等缺点,导管可通过前、后、左、右的弯曲来实现不同切面的显像,同时还具有彩色多普勒和脉冲多普勒技术,可以实时成像、全程可视、精确显示局部解剖结构和心脏血流信号、血流速度等,被越来越多地用于多种类型的心脏介入操作,包括心律失常、先天性心脏病、瓣膜性心脏病、左心耳封堵、妊娠患者、植入左心室辅助装置、心肌活检、梗阻性肥厚型心肌病、肺动脉高压、电极导线拔除术等。2022年,钟敬泉等[4]撰写了我国第一部《心腔内超声心动图中国专家共识》,进一步推动及规范了心腔内超声的临床应用。

5.2.1 心腔内超声在复杂心律失常治疗中的作用

心腔内超声对电生理学操作产生了重大影响,现今它与电解剖标测系统相结合,已逐渐成为指导电生理操作的重要手段和辅助工具。

虽然相较于传统的 X 射线和心腔内电图指引,电解剖标测系统通过导管接触心脏内外膜的方式可构建心脏各腔室的三维模型,使术者对心脏解剖的理解有了大幅度提高。但是对于心腔内的特殊结构,如乳头肌、调节束、肺静脉-左心耳嵴等,电解剖标测系统不能明确显示,往往给治疗带来一定的困难。然而,借助于心腔内超声可有助于术者理解心律失常相关的重要解剖,实时直观地显示心脏内感兴趣区域的局部解剖结构,以及其与标测和消融导管间的空间关系,指导调整导管与组织贴靠程度,并可以用来监测消融损伤的形成、部位、范围和程度,帮助判断消融的有效性。同时,心腔内超声可实时指导房间隔穿刺,尤其是合并局部复杂结构,如巨大左心房、房间隔膨出瘤、房间隔封堵/修补术后的房间隔穿刺,缩短术者的学习曲线,提高穿刺成功率[5-6]。术者在右心系统旋转调整心腔内超声导管的位置,即可得到全部的心脏结构,对于突出于心腔内的解剖结构,如乳头肌等相关心律失常的标测消融指导意义更大;可观察心肌的透声变化、搏动状态,精准展示瘢痕等室性心动过速基质。此外,心腔内超声还可帮助术者在术中实施持续监测,便于及时发现并避免并发症(如心脏穿孔、血栓、肺静脉狭窄)的发生,并能最大限度地减少 X 射线暴露量。

5.2.2 心腔内超声在先天性心脏介入治疗中的作用

目前,在各种先天性心脏病的介入封堵治疗中,心腔内超声在经皮房间隔缺损和卵圆孔未闭封堵术中使用的最为广泛,而用于动脉导管未闭和室间隔缺损的经验相对较少[7]。既往,经食管超声心动图被认为是指导房间隔缺损和卵圆孔未闭介入封堵手术的"金标准",而目前多项研究证实,与传统经食管超声心动图相比,心腔内超声具有更好的安全性和临床效果,更适合作为继发性房间隔缺损和卵圆孔未闭封堵术的超声学指导[8]。

与经食管超声心动图相比,心腔内超声具有更高的图像分辨率,虽然其不具备多平面成像,但依靠其探头活动的灵活性,在从多个角度对房间隔成像后,获得的图像与经食管超声心动图获得的图像相似或更好。心腔内超声可以清晰地测量卵圆窝的直径、房间隔的直径、隧道宽或长、隧道入口及出口的直径,同时可以观察卵圆孔未闭左向右分流,自发右至左分流,有无过长的下腔静脉瓣或希阿里氏网、房间隔膨出瘤、双层隔等现象或特殊的复杂结构[9]。在房间隔缺损封堵术中,心腔内超声能够在封堵器释放前后在不同切面上准确测量房间隔缺损直径、评估房间隔缺损边缘的长度和厚度、缺损与周围结构间的关系(如右肺静脉、冠状静脉窦、二尖瓣、三尖瓣等),有助于选择合适尺寸的封堵器,以及排除其他缺损或静脉窦性房间隔缺损等少见情况的存在,同时可在术中实时进行彩色多普勒血流监测,以进一步排除潜在的其他缺损。与经食管超声心动图相比,心腔内超声能够更好地显示房间隔的后缘和下缘,以及封堵器与上腔静脉的关系(特别是在幼儿中)[10],可以用于房间隔缺损直径超过 38mm 和(或)除前上缘外伴有边缘缺损的房间隔缺损、多孔性房间隔缺损以及左心室收缩功能受损的房间隔缺损等复杂型房间隔缺损的封堵术。此外,心腔内超声在进行解剖测量和指导植入方面已被证明比经食管超声心动图更准确(特别是对于左心房较小的患者)。术程中,心腔内超声能有效、绿色地实时监测并指导手术过程,帮助术者精确定位卵圆孔未闭裂隙的位置、指导导丝快速通过裂隙,缩短手术时间;指导术者全程直视下释放封堵器、确定封堵器是否倾斜或处于异常位置,观察封堵器的稳定性,避免经食管超声心动图食管探头所造成的 X 射线伪影,同时可在心腔内超声指导下通过注射生理盐水和(或)彩色多普勒检查来确认有无残余分流。在卵圆孔未闭封堵术中,若发现特别长的隧道,可能需要采用房间隔穿刺的策略进行封堵手术,否则,可能会观察到较高的残余分流,而心腔内超声在房间隔穿刺方面是重要的指导工具。心腔内超声的另一显著优势是,它可以显著减少术中 X 射线暴露时间,有效降低对患者(特别是儿童、孕妇、肥胖患者)和术者的辐射危害。此外,心腔内超声可由心脏介入术者直接操作,不依赖超声医师及麻醉团队支持,缩短手术时程。

5.2.3　心腔内超声在左心耳封堵术中的应用

2007 年,T. Mráz 等[11]将心腔内超声首次应用于左心耳封堵,之后许多研究者均报道了心腔内超声指导左心耳封堵术的经验[12-13]。与经食管超声心动图相比,心腔内超声操作更为灵活便捷,能提供更丰富全面的观察角度,具有更良好的耐受性和安全性、更低的 X 射线暴露量及造影剂使用量,正逐步受到越来越多的术者和患者的接受及青睐。心腔内超声导管送入左心房内可以近距离和多角度展示左心耳,避免了经食管超声心动图在心脏转位和心耳变异患者应用的局限性,并可在封堵器展开后立体地评估封堵器的位置、封堵效果、压缩及稳定性。近期的一项荟萃分析显示,心腔内超声指导左心耳封堵术的效果不亚于经食管超声心动图[14],且手术仅需局部麻醉、侵袭性较小、手术并发症发生率低、住院时间显著缩短[15]。

5.2.4　心腔内超声在瓣膜性心脏病介入治疗中的应用

超声心动图是成功进行 TAVR 的重要指引手段。尽管目前指南明确经食管超声心动图作为此类手术的首选成像方式,但是其局限性相当大,尤其是在多数情况下患者需要全麻并进行气管插管,以及探头对透视产生的干扰。因此,心腔内超声,特别是新的三维心腔内超声系统已逐渐成为一种很有竞争力的替代方案[16]。术中心腔内超声视图提供了更高的与升主动脉的同轴度,更容易测量三尖瓣反流和主动脉瓣流速,评估围手术期肺动脉压等血流动力学,可测量主动脉瓣复合体,能较经食管超声心动图更准确地评估主动脉瓣压力梯度[17],可以及时发现瓣膜周围渗漏,有助于指导必要的治疗。因此,在多学科团队认为合适的患者中,心腔内超声指导的无气管插管 TF TAVR 是一种可行的选择[18]。

由于心腔内超声可以清楚地显示右心室流出道、肺动脉瓣及近端肺动脉,虽然目前仅限于指导经导管肺动脉瓣置换术[19],但是心腔内超声在肺动脉经导管介入治疗中有着良好的应用前景。二尖瓣和三尖瓣解剖结构复杂多变,而心腔内超声目前在二尖瓣和三尖瓣介入治疗中的相关经验较少,缺乏统一的操作规范,故经食管超声心动图仍是其介入操作的标准技术,心腔内超声仅作为经食管超声心动图的重要补充技术。

5.2.5　心腔内超声在其他心脏介入治疗及操作中的应用

近年,经导管射频消融已成为梗阻性肥厚型心肌病(obstructive hypertrophic cardiomyopathy,OHCM)的一项新型的治疗手段。2015 年,R. M. Cooper 等[20]首次报道了心腔内超声联合压力导管在梗阻性肥厚型心肌病中的应用,随着经验的积累,并发症的发生率有所下降。在室间隔射频消融中,心腔内超声发挥着重要的作用,它可以直观地展现重建后的室间隔空间位置、室间隔梗阻程度及收缩期前向运动(systolic anterior motion,SAM)变化,评估患者整体心肌肥厚程度范围及消融后效果,对并发症进行及时评估。

心腔内超声被用于指导心内膜心肌活检是另一项有趣的尝试。常规心肌活检在 X 射线下进行,通常需要反复钳取 4～6 块心肌组织。心腔内超声可清楚地显示心室内结构、活检钳与心肌的相对位置,比 X 射线更加准确、快速,可指导定向、有效钳取靶心肌组织,避免损伤三尖瓣,避免钳取心肌薄弱处和腱索等瓣下组织[21]。这种新的方法显著提高了活检诊断率,减少了并发症,对选定病例更具有可操作性。

此外,心腔内超声还被尝试用于指导起搏器电极导线拔除、无导线起搏器植入、左束支起搏器植入等,但相关方面经验尚少,还需更多临床证据证明。

5.3　未来展望

未来,心腔内超声的临床应用有望进一步扩大。如前所述,它在左心耳封堵术中的使用经验仍然有限,但在未来可能会有较高的增长。关于技术特征,未来的挑战包括进一步优化图像分辨率和超声组织穿透性。除了与电解剖系统相结合,心腔内超声还可能与其他成像技术如计算机断层扫描(computed tomography,CT)、磁共振成像(magnetic resonance imaging,MRI)等获得的心脏图像进行整合。同时三维心腔内超声的实时成像可直接可视化导管与瓣叶等细小解剖结构,从而辨识血栓、赘生物等。

基于自身固有的特点,心腔内超声在多方面比经胸超声心动图和经食管超声心动图更有优势,已经发展成为一项具有广阔应用前景的超声显像技术。心腔内超声操作的简便性、监测形态结构和血流信息的实时性、指导的准确性和发现问题的及时性等,将使其在介入诊断治疗领域中发挥更大、更广泛的作用。

参考文献

[1]CIESZYNSKI T. Intracardiac method for the investigation of structure of the heart with the aid of ultrasonics[J]. Arch Immun Ther Exp, 1960, 8: 551 - 557.

[2]KIMOTO S, OMOTO R, TSUNEMOTO M, et al. Ultrasonic tomography of the liver and detection of heart atrial septal defect with the aid of ultrasonic intravenous probes[J]. Ultrasonics, 1964, 2(2): 82 - 86.

[3]KOSSOFF G. Diagnostic applications of ultrasound in cardiology[J]. Australas Radiol, 1966, 10(2): 101 - 106.

[4]钟敬泉,龙德勇,马长生,等. 心腔内超声心动图中国专家共识[J]. 中国心脏起搏与电生理杂志, 2022, 36(5): 377 - 403.

[5]SANTANGELI P, DI BIASE L, BURKHARDT J D, et al. Transseptal access and atrial fibrillation ablation guided by intracardiac echocardiography in patients with atrial septal closure devices[J]. Heart Rhythm, 2011, 8(10): 1523 - 1524.

[6]GUO Q, SANG C, BAI R, et al. Transseptal puncture in patients with septal occluder devices during catheter ablation of atrial fibrillation[J]. EuroIntervention, 2022, 17(13): 1112 - 1119.

[7]ALKHOULI M, HIJAZI Z M, HOLMES D R JR, et al. Intracardiac Echocardiography in Structural Heart Disease Interventions[J]. JACC Cardiovasc Interv, 2018, 11(21): 2133 - 2147.

[8]KAVVOURAS C, VAVURANAKIS M, VAINA S, et al. Intracardiac echocardiography for percutaneous patent foramen ovale and atrial septal defect occlusion[J]. Herz, 2019, 44(5): 445 - 449.

[9]ALI S, GEORGE L K, DAS P, et al. Intracardiac echocardiography: clinical utility and application [J]. Echocardiography, 2011, 28(5): 582 - 590.

[10]HIJAZI Z, WANG Z, CAO Q, et al. Transcatheter closure of atrial septal defects and patent foramen ovale under intracardiac echocardiographic guidance: feasibility and comparison with transesophageal echocardiography[J]. Catheter Cardiovasc Interv, 2001, 52(2): 194 - 199.

[11]MRÁZ T, NEUZIL P, MANDYSOVÁ E, et al. Role of echocardiography in percutaneous occlusion of the left atrial appendage[J]. Echocardiography, 2007, 24(4): 401 - 404.

[12]BERTI S, PARADOSSI U, MEUCCI F, et al. Periprocedural intracardiac echocardiography for left atrial appendage closure: a dual - center experience[J]. JACC Cardiovasc Interv, 2014, 7(9): 1036 - 1044.

[13]FRANGIEH A H, ALIBEGOVIC J, TEMPLIN C, et al. Intracardiac versus transesophageal echocardiography for left atrial appendage occlusion with watchman[J]. Catheter Cardiovasc Interv, 2017, 90(2): 331 - 338.

[14]VELAGAPUDI P, TURAGAM M K, KOLTE D, et al. Intracardiac vs transesophageal echocardiography for percutaneous left atrial appendage occlusion: A meta - analysis[J]. J Cardiovasc Electrophysiol, 2019, 30(4): 461 - 467.

[15]龙德勇,孙莉萍,王珏,等. 心腔内三维超声联合三维标测系统指导无X线房间隔穿刺[J]. 中华心律失常学杂志, 2017, 21(3): 209 - 212.

[16]KADAKIA M B, SILVESTRY F E, HERRMANN H C. Intracardiac echocardiography - guided transcatheter aortic valve replacement[J]. Catheter Cardiovasc Interv, 2015, 85(3): 497 - 501.

[17]YAGASAKI H, GOTO Y, MORI Y, et al. Transcatheter aortic valve replacement with intracardiac

echocardiography from the right internal jugular vein[J]. Cardiovasc Diagn Ther，2018，8(4)：525 - 529.

[18]DHOBLE A，NAKAMURA M，MAKAR M，et al. 3D Intracardiac Echocardiography During TAVR Without Endotracheal Intubation[J]. JACC Cardiovasc Imaging，2016，9(8)：1014 - 1015.

[19]AWAD S M，MASOOD S A，GONZALEZ I，et al. The use of intracardiac echocardiography during percutaneous pulmonary valve replacement[J]. Pediatr Cardiol，2015，36(1)：76 - 83.

[20]COOPER R M，SHAHZAD A，HASLETON J，et al. Radiofrequency ablation of the interventricular septum to treat outflow tract gradients in hypertrophic obstructive cardiomyopathy：a novel use of CARTOSound© technology to guide ablation[J]. Europace，2016，18(1)：113 - 120.

[21]ZANOBINI M，RUSSO A D，SACCOCCI M，et al. Endomyocardial biopsy guided by intracardiac echocardiography as a key step in intracardiac mass diagnosis[J]. BMC Cardiovasc Disord，2018，18(1)：15.

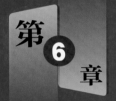

第6章　经皮卵圆孔未闭的介入治疗

西安交通大学第一附属医院　何　璐

经导管卵圆孔未闭封堵治疗首次报道于 1992 年[1]。近十年,对于经导管卵圆孔未闭封堵作为卵圆孔未闭相关卒中的二级预防治疗手段,早期的三大临床研究 CLOSURE I、PC 和 RESPECT 早期随访结果并不支持[2-4],但 2017 年和 2018 年发表的随机对照研究包括 Reduce、Close、RESPECT 研究的长期随访和 Defense 研究结果[5-8],确立了经导管卵圆孔未闭封堵治疗的安全性和有效性。卵圆孔未闭封堵再次引发人们的关注。由于对于大部分卵圆孔进行介入封堵并非难事,因此大家认为卵圆孔未闭封堵"非常简单",但是随着临床病例的积累,如何通过某些特殊卵圆孔甚至封堵后分流反而增加等情况出现。人们越来越认识到经导管卵圆孔未闭封堵并非如想象的那么简单。如何充分地认识卵圆孔未闭的解剖结构、选择高危患者(解剖高危、病情高危)进行封堵治疗、合理选择封堵器成为临床上迫切需要解决的问题。本章就经导管卵圆孔未闭介入治疗的具体事宜及注意事项做一简要的介绍。

6.1　与封堵器选择有关的卵圆孔未闭的应用解剖

6.1.1　卵圆孔未闭的应用解剖

卵圆孔未闭根据其心房间"隧道"的长短及有无膨出瘤,可分为三种类型:一型,无膨出瘤,长隧道(图 6.1);二型,合并膨出瘤,短隧道(图 6.2);三型,合并膨出瘤,无隧道(图 6.3)。构成卵圆孔未闭原发隔和继发隔的结构不同,原发隔为纤维样组织,薄,摆动大;继发隔为肌性组织,较厚。两隔之间重叠的程度为卵圆孔未闭的长度,不融合的距离为卵圆孔未闭的宽度或大小。卵圆孔未闭形态学变异较大,可以接近主动脉或远离主动脉,大小在 2~28mm,隧道的长度 0~25mm,可以为单孔或多孔。部分呈膨出瘤,间隔的厚度为 2~20mm。可以同时存在另一缺损,以及欧氏瓣和希阿里氏网。

根据卵圆孔未闭的大小,通常将卵圆孔未闭分为大卵圆孔未闭(≥4.0mm)、中卵圆孔未闭(2.0~3.9mm)和小卵圆孔未闭(≤1.9mm)三种类型。临床上,静息状态经食管超声心动图检查很少发现大的卵圆孔未闭。根据结构特征可将卵圆孔未闭分为简单型卵圆孔未闭和复杂型卵圆孔未闭。简单型卵圆孔未闭的特征为长度短(<8mm)、不合并房间隔膨出瘤或者过长的欧氏瓣、无肥厚的继发隔及不合并房间隔缺损。不能满足上述条件为

复杂型卵圆孔未闭。卵圆孔未闭在功能上与瓣膜相类似,通常处于关闭状态,一般并不引起血液分流。当右心房压力一过性升高时,如咳嗽、大笑、Valsalva 动作等,左侧薄弱的原发隔被推开,出现经卵圆孔未闭的右向左分流。因此,阻隔血流需要保证完全阻断右向左分流,封堵器的右心房侧的阻隔材料的放置比在左侧放置更重要。

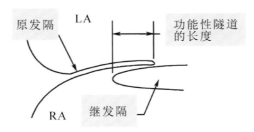

图 6.1 一型卵圆孔未闭

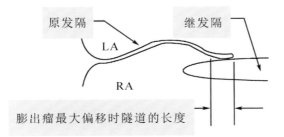

图 6.2 二型卵圆孔未闭

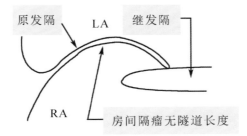

图 6.3 三型卵圆孔未闭

6.1.2 卵圆孔未闭解剖形态与封堵器的设计

卵圆孔未闭在形态学上是一个细长裂隙(甚至>20mm),两个间隔在靠近裂隙的边缘时卵圆孔未闭直径会更小,而在经导管卵圆孔未闭封堵过程中,主要是将原发隔拉向继发隔,封堵器的选择实际上与卵圆孔未闭大小无关,而与其形态有关。早期应用房间隔缺损封堵器介入封堵卵圆孔未闭,但由于卵圆孔未闭为非窗形缺损,常常为"隧道样"结构(图6.4),而房间隔缺损封堵器的腰部较短,选择尺寸偏大的封堵器后会出现封堵器两侧心房房盘呈圆球形;选择尺寸偏小的封堵器,则容易出现封堵器脱落。因此房间隔缺损封堵器不适合大部分卵圆孔未闭尤其是长隧道型卵圆孔未闭的介入治疗。

　　根据卵圆孔未闭的解剖结构设计的封堵器与房间隔缺损封堵器的不同点在于,右心房的房盘应大于左心房的房盘,体现重点是阻隔右向左分流,与封堵房间隔缺损正好相反;卵圆孔未闭封堵器腰部直径细,两盘间的连接部相对较长,连接部最好有一定的长度伸展空间,并能改变方向。理论上也可通过穿刺房间隔的原发隔和继发隔的重叠部分,再放置类似房间隔缺损的封堵器,使卵圆孔未闭的裂隙样缺损变为与房间隔缺损一样的窗型缺损,封堵更为容易。从解剖结构考虑,双盘细腰型封堵器适合大部分卵圆孔未闭的介入治疗,对于解剖结构特殊的患者,如房间隔脂肪瘤样肥厚、巨大卵圆孔未闭、合并房间隔膨出瘤等,需要特殊类型的封堵器才能达到完全闭合卵圆孔未闭并能将并发症降至最低的可能。因此,应用一种规格和类型的封堵器难以适应解剖各异的卵圆孔未闭,对特殊类型的卵圆孔未闭需要特殊设计的封堵装置方能达到治疗目的。

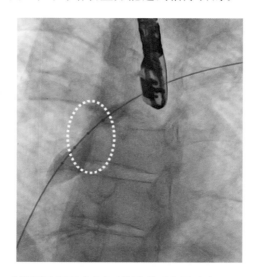

图 6.4　球囊测量卵圆孔未闭(长隧道型卵圆孔未闭,长度 20mm)

　　除了应用封堵器治疗卵圆孔未闭的右向左分流外,也可应用非封堵的方法闭合卵圆孔未闭,如应用血管缝合的原理缝合房间隔;应用射频消融的原理焊接两侧房间隔重叠部分;应用片状封堵器放置在卵圆孔未闭的隧道夹缝中。但是,临床上应用方便、疗效可靠、安全性高的封堵装置仍是细腰的双盘状的镍钛合金封堵器,其他一些装置尚不成熟。从解剖结构考虑,双盘细腰型封堵器可以治疗大部分卵圆孔未闭。对不适合细腰型封堵器治疗的少数患者,需要特殊类型的封堵器。此外,目前临床应用的卵圆孔未闭封堵器均为不可吸收材料,植入体内后永久存在,这是其弊端。可吸收的封堵器正在研制和动物实验阶段,有可能取代不可吸收的封堵装置。国外临床先后使用 CardioSEAL/StarFlex 封堵器、Amplatzer 卵圆孔未闭封堵器、Helex 封堵器和 Premere™卵圆孔未闭封堵系统等。另外,Figulla Flex Ⅱ、Nit‐Occlud、CeraFlex 和 IrisFIT 卵圆孔未闭封堵器,以及 Terumo 卵圆孔未闭封堵系统和 Ultrasept 封堵器目前也初步被应用于临床或处于动物实验阶段(图6.5),在此不一一赘述。

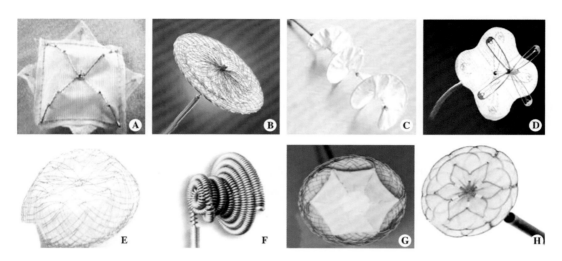

A—StarFlex 封堵器;B—Amplatzer 卵圆孔未闭封堵器;C—Helex 封堵器;D—Premere™卵圆孔未闭封堵器;E—Figulla Flex Ⅱ 封堵器;F—Nit‐Occlud 封堵器;G—IrisFIT 卵圆孔未闭封堵器;H—Ultrasept 封堵器。

图 6.5 用于卵圆孔未闭介入治疗的封堵器

6.2 封堵器差异与目前临床应用的封堵器

6.2.1 封堵器差异与临床效果

因卵圆孔未闭形态和结构的多样性,应用目前的封堵器介入封堵卵圆孔未闭,术后残余分流不可避免。卵圆孔未闭封堵术后多见少量残余分流,大量残余分流较罕见。L. Caputi 等[9]报道,卵圆孔未闭封堵术后 6 个月、12 个月残余分流的发生率分别为 19.5%、18.2%,但 1 年后大量残余分流发生率低于 3%。目前研究发现,封堵器的种类与术后残余分流密切相关,Amplatzer 卵圆孔未闭封堵器残余分流发生率最低[10]。分析残余分流的原因如下:①早期残余分流与封堵器的类型和特性有关。卵圆孔未闭的封堵原理与房间隔缺损的封堵原理不同,前者是将原发隔拉向继发隔,封堵器早期内皮化之前常常有残余分流;后者是通过腰部直径来支撑缺损。因此卵圆孔未闭较房间隔缺损封堵术后早期残余分流发生率高。这也是我们对于卵圆孔未闭封堵术后 1 个月的随访,不进行对比增强经胸超声心动图/对比增强经颅多普勒超声检查的原因。②大量残余分流多与患者术前检查漏诊了其他缺损有关。例如,术前为卵圆孔未闭合并小房间隔缺损,但往往由于术前未行经食管超声心动图检查漏诊了房间隔缺损,导致术后对比增强经胸超声心动图/对比增强经颅多普勒超声检查时发现大量残余分流。③卵圆孔未闭的结构特征亦与残余分流有关。合并房间隔膨出瘤和隧道直径>20.8mm 的卵圆孔未闭是术后 1 年发生残余右向左分流的独立预测因子[11]。除了心房水平的残余分流外,如果合并肺动静脉畸形(pulmonary arteriovenous malformation,PAVM),封堵术后也可出现少量残余分流,而少量的

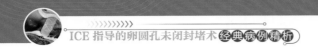

残余分流并无实际临床意义。

瑞士伯尔尼大学 S. Stortecky 等[12] 的 Meta 分析纳入了 2963 例患者，共 9309 例患者随访年。与药物组比较，Amplatzer 装置封堵组更少发生脑卒中，CardioSEAL/StarFlex 与药物治疗相比不增加获益。预防卒中的最大可能性：Amplatzer 为 77.1%、Helex 为 20.9%、CardioSEAL/StarFlex 为 1.7%，而药物仅为 0.4%。尽管各组不存在短暂性脑缺血发作或死亡的显著差异，但是相较于药物治疗新发心房颤动发生率（1.0%），CardioSEAL/StarFlex 组最高（7.5%），Amplatzer（3.1%）和 Helex（2.3%）明显减低。封堵器血栓形成，Amplatzer 组为 0.2%（2/923）、CardioSEAL/StarFlex 组为 2.6%（15/586）、Helex 组为 0.5%（1/220）。可见，卵圆孔未闭封堵的有效性取决于使用的封堵器类型。在预防卒中的发生上，使用 Amplatzer 封堵器优于药物治疗。

6.2.2　目前临床应用的卵圆孔未闭封堵器

目前，中国批准应用卵圆孔未闭封堵的封堵器为 Amplatzer 卵圆孔未闭封堵器或房间隔缺损封堵器及类似的国产 Cardi－O－Fix 卵圆孔未闭封堵器。

（1）Amplatzer/Cardi－O－Fix 卵圆孔未闭封堵器　　Amplatzer 卵圆孔未闭封堵器和国产 Cardi－O－Fix 卵圆孔未闭封堵器的结构相类似，均由镍钛合金制成双盘状骨架，与镍钛合金制成的其他先天性心脏病封堵器一样，具有形状记忆效应，反复压缩和释放后不变形。双盘片中间阻流体为聚酯膜，能起到阻隔血流的目的。封堵器的腰部亦由镍钛合金制成，双盘片与腰部三部分为一体化结构（图 6.6）。与房间隔缺损封堵器相比，Amplatzer/Cardi－O－Fix 卵圆孔未闭封堵器的腰部较细，为 3mm，适用于绝大多数卵圆孔未闭。随着不同封堵器间"头对头"随访结果发表[12] 和 2017 年新英格兰医学杂志上三大随机对照试验（randomized controlled trial，RCT）阳性结果的公布[5-7]，Amplatzer 卵圆孔未闭封堵器的安全性和有效性得到了公认。国家药品监督管理局（National Medical Products Administration，NMPA）也仅批准 Amplatzer 卵圆孔未闭封堵器和 Cardi－O－Fix 卵圆孔未闭封堵器的临床应用。Amplatzer/Cardi－O－Fix 卵圆孔未闭封堵器有三点不同于房间隔缺损封堵器：①不是自中心封堵器；②仅有四个型号，分别为 18mm、25mm、30mm 和 35mm；③腰部长度及直径均为 3mm。卵圆孔未闭封堵器型号以右房盘大小来定，不像房间隔缺损封堵器是以腰部直径大小而定的。18mm 和 30mm 封堵器左房盘、右房盘大小相等，亦为 18mm 和 30mm；25mm 和 35mm 封堵器左房盘分别为 18mm 和 25mm。18/25mm 和 25/35mm，因封堵卵圆孔理论是防止发生反常栓塞即右向左分流，故右房盘大于左房盘。Amplatzer 封堵器操作类似房间隔缺损封堵器操作，易掌握，其难点在于如何通过卵圆孔。

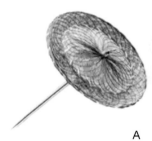
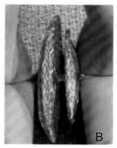

A—正面观;B—侧面观。

图 6.6 Amplatzer 卵圆孔未闭封堵器

(2)房间隔缺损封堵器 卵圆孔未闭封堵器可用前,房间隔缺损封堵器已成功被用于卵圆孔未闭患者。房间隔缺损封堵器呈双盘状,由腰部连接,具有自膨性(图 6.7)。外面作支撑用的支架由镍钛记忆合金制成,因此可使整个封堵器具有形状记忆效应;内部的薄膜是聚酯材料,可以达到阻隔血液流通的目的。封堵器的腰部为封堵的主要部分,其直径与缺损直径相匹配,不易发生移位;左心房侧、右心房侧的盘状结构恢复记忆形状后可协助封堵缺损的边缘部分,降低残余分流的发生率。

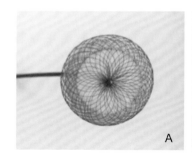
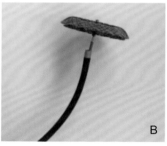
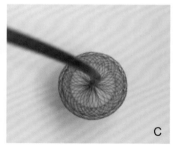

A—左心房面观;B—侧面观;C—右心房面观。

图 6.7 房间隔缺损封堵器

使用合适的房间隔缺损封堵器可以避免卵圆孔未闭的偏心放置和闭合不全的风险。但是,一般封堵器大小难以选择,若选择过大的封堵器,使封堵器过厚,有可能增加远期并发症。在长隧道型卵圆孔未闭中,由于房间隔缺损封堵器腰部短,封堵器到位相当困难。然而,对于合并房间隔膨出瘤或较大卵圆孔未闭裂隙者,适宜用房间隔缺损封堵器。对于间隙 10mm 以上者,建议使用球囊测量其大小,并使用相应大小的房间隔缺损封堵器可能更好。若经食管超声心动图显示间隙仅几毫米,则使用卵圆孔未闭封堵器。

6.3 卵圆孔未闭介入治疗中的导管过房间隔技巧

卵圆孔未闭介入治疗的难点之一就是导管如何通过卵圆孔未闭通道。因房间隔自身结构特点纤薄,故容易受到附近组织结构的变化而出现位置变化。卵圆窝是房间隔中央

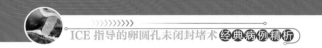

较薄的区域，其位置易受到房间隔变化的影响。卵圆孔瓣、原发隔和继发隔的发育、自身形态等都影响卵圆孔未闭本身形态的变化。多重因素的叠加使得导管通过卵圆孔未闭通道需要更多的技巧。

6.3.1　导管通过卵圆孔未闭通道的器械准备

（1）封堵器　目前可应用的卵圆孔未闭封堵器包括 Amplatzer 卵圆孔未闭封堵器或国产类似 Cardi - O - Fix 卵圆孔未闭封堵器，以及 Amplatzer 房间隔缺损封堵器。

（2）输送鞘管　需要 7～10F 输送鞘管。一般封堵器的供应商会有配套供应。

（3）推送杆　推送杆为不锈钢材料制作的金属杆，头端有与封堵器相连接的螺丝，顺时针方向旋转为连接，逆时针方向旋转为释放。通常与输送鞘管配套供应。

（4）加硬导丝　加硬导丝主要是为配合球囊测量房间隔直径设计的，导丝较硬，在加硬导丝上充盈球囊，一般球囊移动较少。加硬导丝长为 260cm、直径为 0.9mm。

（5）测量球囊　测量球囊为 Amplatzer 专用测量球囊，直径为 7F，充盈直径有 24mm 和 34mm 两种规格。卵圆孔未闭一般选择 24mm 测量球囊。球囊壁薄，充盈后无张力，故不引起卵圆孔未闭扩大。球囊后方的导管上有三个标志，分别为 10mm、5mm、2mm（测量标志的内缘），在术中可作为测量卵圆孔未闭直径的参照。由于球囊壁比较薄，充盈后对房间隔残缘无扩张和撕裂作用。

（6）其他材料　Seldiger 穿刺针和动脉鞘管，右心导管或右冠状动脉造影导管，0.032/0.035 英寸、145cm 长导丝等。必要时备 Mullins 鞘管或 Swartz 鞘管及房间隔穿刺针。

6.3.2　导管过房间隔的技巧方法

当卵圆孔未闭位于下腔静脉进右心房入口对面时，1/3 的患者不需要特别操作，导丝或者导管就可以直接通过卵圆孔未闭。但是，在实际操作中发现，导管或导丝直接通过卵圆孔未闭到达左心房的患者并不多。不能直接通过卵圆孔未闭则需要导管指导。

（1）导管指导法　常规选择 MPA2 6F 导管，利用 J 形头导丝将导管送至上腔静脉，调整导管头端方向，使其指向脊柱方向，沿上腔静脉管壁下拉至房间隔中部，通常当导管头端到达卵圆窝区域会出现轻微弹跳现象。一旦导管头端到达卵圆窝区域，则从 8 点到 2 点的位置，前后旋转导管，以使其通过卵圆孔未闭处。当卵圆窝区域弹跳不明显时，可在右心房的下部，先将导管指向患者左侧（3 点方向），边前送导管边顺时针（向后）旋转导管大约 1/4 圈（6 点方向），操作应轻松连续完成，有时候需要重复这一操作，以寻找通过卵圆孔未闭处。若仍不能通过卵圆孔未闭处，则需要在后前位透视下用导管头端沿房间隔中部滑动寻找。若导管已通过卵圆孔未闭处，此时应规范化行卵圆窝造影，以评价卵圆孔未闭的形态及大小。若导管仍无法通过卵圆孔未闭处，施行卵圆窝造影是非常必要的，因造影可显示卵圆孔未闭的位置及形态特点，以便于指导如何沿卵圆孔未闭开口方向通过，具体在 6.4 节详述。

大部分卵圆孔未闭应用导管指导法可以顺利通过，若存在以下几点情况，导管过房间隔的技巧需给予注意。①横位心脏卵圆孔未闭位置会靠近房间隔中下部；②垂位心脏卵圆孔未闭位置会靠近房间隔中上部；③合并房间隔软或间隔膨出瘤时，导管通常较难固定于房间隔卵圆窝区域，反复尝试导管无法贴近间隔通过卵圆孔未闭时，宜更换为漂导丝法；④合并主动脉根部扩张或主动脉窦部增宽，由于房间隔常规位置的扭转改变，亦会出现导管无法贴近房间隔卵圆窝区域，可更换为漂导丝法或带鞘导丝通过法。

（2）漂导丝法　当细小卵圆孔未闭或合并房间隔软及房间隔膨出瘤时，导管头端通常无法通过卵圆孔未闭狭细缝隙或导管头端通常无法贴近房间隔，使得导管无法直接通过卵圆孔未闭处。抑或是主动脉根部扩张、主动脉窦部增宽、右侧膈肌升高等房间隔周围组织结构的特异，引发房间隔位置偏移正常位置，导致导管不能靠近卵圆窝区域，可采取漂导丝的方法通过卵圆孔未闭处。具体操作如下：仍选用 MPA2 6F 导管，通过 J 形头导丝送至右心房中下部，沿顺时针方向旋转导管至 2 点到 3 点位置，导管头端面对卵圆孔未闭开口处，此前可利用卵圆窝造影明确卵圆孔未闭开口方向及形态，更换泥鳅导丝（0.032/0.035 英寸）。应用导管朝向卵圆孔未闭的自然方向去探索卵圆孔未闭通道，若泥鳅导丝到达卵圆孔未闭开口处，可顺滑通过卵圆孔未闭裂隙至左心房及肺静脉，跟进导管。泥鳅导丝通过间隔阻力较大时，避免暴力操作，及时调整导丝方向，多方向试探，以避免造成房间隔损伤或进入房间隔憩室及冠状静脉窦口。泥鳅导丝顺利通过卵圆孔未闭而导管不能跟进时，多数因为细小卵圆孔未闭，此时应保留泥鳅导丝在卵圆孔未闭隧道内，更换直径较细的 4F 或 5F 导管，导管放入肺静脉后再交换加硬导丝，以起到良好支撑输送鞘的作用（图 6.8）。

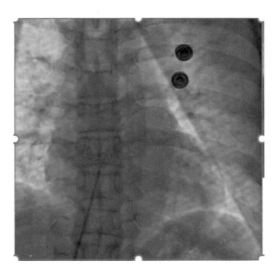

图 6.8　应用 MPA2 导管漂导丝法

（3）带鞘导丝通过法　由于房间隔结构的变异，会出现房间隔向左心房膨凸的特殊情况，此时常规使用 MPA2 6F 导管头端无法靠近卵圆窝区域，可尝试更换 MPA1 导管，导管头端仍无法贴靠，而卵圆孔未闭开口非常规位置，利用泥鳅导丝亦无法准确通过时，可选择带鞘导丝通过法尝试。具体操作如下：可选择房间隔穿刺鞘，利用 Safespet 长导丝将房间隔穿刺鞘管及扩张鞘送至上腔静脉。Safespet 是特殊设计的镍钛合金导丝,具有预制呈 J 形的可弯曲锋利尖端。然后沿导丝下拉鞘管及扩张鞘至右心房下部,撤掉鞘管,应用造影剂充填右心房、右心室、肺动静脉,后回流至左心房显影,以此确定左心房影来明确房间隔位置。再次送房间隔穿刺鞘至卵圆窝区域,更换泥鳅导丝,因为穿刺鞘管的头端弯曲设计易与房间隔贴靠,所以直径较细的顺滑泥鳅导丝可以顺利通过卵圆孔未闭处(图 6.9)。

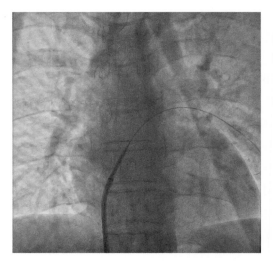

图 6.9　术中带鞘导丝法(房间隔穿刺鞘,泥鳅导丝)

(4)房间隔穿刺法　房间隔穿刺法主要用于封堵长隧道型卵圆孔未闭。该方法并未顺应卵圆孔未闭自身解剖结构的特点,不可作为导丝通过卵圆孔未闭时的替代方法。由于长隧道型卵圆孔未闭的特殊结构,进行房间隔穿刺封堵时的原理见图 6.10,操作过程见图 6.11。

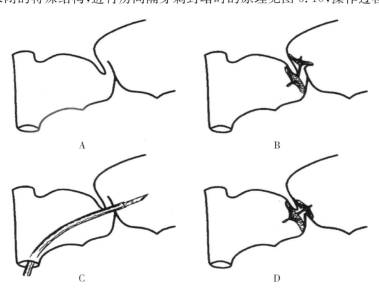

A—长隧道型卵圆孔未闭;B—封堵器位置不理想;C—房间隔穿刺穿过原发隔;D—封堵器位置理想。

图 6.10　房间隔穿刺封堵长隧道型卵圆孔未闭原理

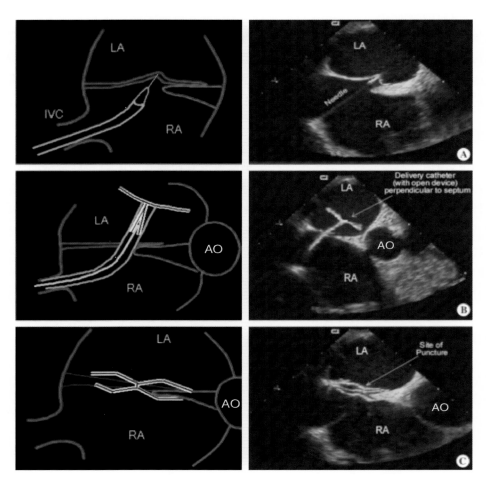

A—房间隔穿刺;B—放置鞘管,释放左房盘;C—释放封堵器后。

LA—左心房;RA—右心房;AO—主动脉。

图 6.11　房间隔穿刺封堵长隧道型卵圆孔未闭示意图(左)与手术过程超声影像(右)

(5)其他方法　仅在极少数情况下需要使用泰尔茂直头导丝或者可操控的冠状动脉导丝通过卵圆孔未闭。

6.4　经导管卵圆孔未闭封堵如何选择合适的封堵器

要做好卵圆孔未闭封堵,除了严格地把握适应证,筛选出真正的高危卵圆孔未闭人群外,很重要的一点,就是为患者个体化选择封堵器。早期卵圆孔未闭的介入治疗多使用房间隔缺损封堵器,而卵圆孔未闭的解剖结构为细管状,房间隔缺损封堵器的腰部直径最小为 4mm,为了适应卵圆孔未闭的解剖结构,一般来讲,会选择相对型号较小的房间隔缺损封堵器,依靠其腰部封堵卵圆孔未闭,但相对较小的房盘不容易牢固夹持在原发隔和继发隔上,容易造成封堵器脱落;而若选择型号较大的房间隔缺损封堵器,虽然其房盘相对较大,但封堵器的腰部会压缩成细管状,从而导致封堵器盘面不能完全张开而呈球形,植入后会呈现出"哑铃状"形态。因此,为了更好地适应卵圆孔未闭细管状的解剖结构,双盘细腰状封堵器应该是最合适的选择,它可适用于绝大部分的卵圆孔未闭介入治疗。但是,由于卵圆孔未闭的大小、长度、形态、边缘软硬程度各异,难以使用一种规格的封堵器来封堵所有的卵圆孔未闭。

6.4.1 封堵器的选择原则

目前,国内只有盘式封堵器可供选择。早期考虑到卵圆孔未闭与邻近结构的关系,特别是防止封堵器产生侵蚀作用,AGA 生产商提供的卵圆孔未闭封堵器选择标准见表 6.1。按此标准,至少有 1/3 的患者不适宜介入治疗。所以,尽管理论上可依据卵圆孔距离上腔静脉及主动脉根部后壁的距离来选择封堵器,但是在实际临床操作过程中,术者对封堵器的选择大多依据个人经验而来,而如果没有进行经食管超声心动图或者心腔内超声等检查,按照上述方法选择封堵器也不可行。如果不依据卵圆孔未闭解剖选择封堵器,不但不减少甚至有可能增加右向左分流,同时增加其他并发症发生的风险。如主动脉侧无边,选择封堵器过大可能会导致磨蚀风险增加等。E. Onorato[13] 根据卵圆孔未闭解剖特征,提出选择合理封堵器的方法(表 6.2)。

表 6.1 根据解剖测量结果建议放置的封堵器

卵圆孔未闭距上腔静脉或主动脉根部后壁的最短距离/mm	封堵器型号/mm
≥17.5	35
12.5～17.4	25
9～12.4	18
<9	不置入封堵器

表 6.2 卵圆孔未闭解剖特征与封堵器选择

卵圆孔未闭解剖特征	封堵器选择
简单型卵圆孔未闭	所有封堵器
卵圆孔未闭合并大房间隔膨出瘤	Amplatzer、STARFlex、Intrasept、Occlutech 最好;Helex 稍差
长隧道型卵圆孔未闭	Premere™ 与 In - tunnel 最佳,其他稍差
卵圆孔未闭合并过长的欧氏瓣	全部适用,Premere™ 稍差
卵圆孔未闭合并房间隔脂肪瘤样肥厚	全部适用,Premere™ 最佳,Helex 稍差,In - tunnel 最差
特大型卵圆孔未闭	房间隔缺损封堵器、Occlutech 卵圆孔未闭封堵器
多孔型卵圆孔未闭	双伞或者双盘封堵器,如 Amplatzer、STARFlex、BioSTAR、Occlutech

　　卵圆孔未闭与房间隔缺损不同，房间隔缺损依赖其最大直径、参考其结构特征，而卵圆孔未闭正好相反，依赖其结构特征，大小则为参考作用。既往卵圆孔未闭封堵的专家共识或建议指出[14,15]，选择封堵器时，卵圆孔未闭封堵究竟选择专用封堵器还是房间隔缺损封堵器，可遵循以下原则：裂隙小，几毫米，用卵圆孔未闭封堵器；10mm以上卵圆孔未闭，使用合适的房间隔缺损封堵器可以避免卵圆孔未闭封堵器偏心放置和不全闭合，根据球囊测量结果，选房间隔缺损封堵器；长的卵圆孔未闭通道，房间隔缺损封堵器到位相当困难，选卵圆孔未闭封堵器。

　　选择封堵器大，能非常可靠地覆盖整个卵圆孔未闭裂隙，但它不能完全紧贴房间隔，而且由于其与主动脉间的相互摩擦，有可能侵蚀心房壁。虽然尚未发现卵圆孔未闭封堵器引起主动脉侵蚀，但Amplatzer房间隔缺损封堵器用于卵圆孔未闭封堵有主动脉侵蚀的报道。Amplatzer小的封堵器能够非常好地与房间隔贴紧，从而避免侵蚀心房游离壁。然而，它可能只能部分覆盖卵圆孔未闭的裂隙（只有闭合活瓣的一半才会阻止活瓣的另一半开放），尤其是封堵器位置放偏时，会有残余分流（图6.12）。

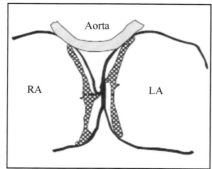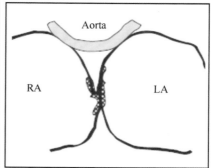

图6.12　不同大小卵圆孔未闭封堵器

6.4.2　卵圆孔未闭大小及结构特征的确定

　　过大的封堵器能完全覆盖整个卵圆孔未闭裂隙，但不能紧贴房间隔，易与主动脉之间相互摩擦，有侵蚀主动脉壁、心房壁的可能；过小的封堵器与房间隔贴合好，可避免侵蚀心房游离壁，但有可能部分覆盖卵圆孔未闭的裂隙，尤其是封堵器位置放偏时，常有残余分流。Amplatzer卵圆孔未闭封堵器对卵圆孔未闭大小依赖较少，主要根据其结构特征及分型选择封堵器。西安交通大学第一附属医院一项研究入选90例卵圆孔未闭患者[16]，52例简单型卵圆孔未闭患者主要选用18/25mm卵圆孔未闭封堵器，使用率高达73%；而复杂型卵圆孔未闭由于卵圆孔未闭管道较长或继发隔较厚或主动脉根部粗大等，则应选择较大的封堵器，使得房盘呈Y形环抱主动脉后壁以防止封堵器边缘对其有渐进的磨损。38例复杂型卵圆孔未闭主要选择较大的30/30mm、25/35mm封堵器。卵圆孔未闭合并房间隔膨出瘤时测量房间隔膨出瘤瘤底直径至关重要，选择封堵器时，应着重考虑瘤底的大小，尽量使房间隔得以重塑而夹闭整个软房隔，一般选择大卵圆孔未闭封堵器；如果大房

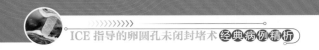

间隔膨出瘤合并多孔小房间隔缺损，术中超声指导导丝、导管过中央小孔，选择大卵圆孔未闭封堵器（最大应用 40mm）夹闭软房隔，同时尽可能堵闭所有小缺损；如果卵圆孔未闭较大，球囊测量伸展径更有助于选择封堵器[17]。该组 4 例较大卵圆孔未闭合并房间隔膨出瘤患者，均用球囊测量后选取了房间隔缺损封堵器。卵圆孔未闭合并小房间隔缺损，最重要的是测量卵圆孔未闭与小房间隔缺损间距，与双孔房间隔缺损封堵相类似。孔间距过长（10~12mm）考虑选择双封堵器[18]。西安交通大学第一附属医院另外一项研究"卵圆孔未闭结构特征对介入治疗封堵器选择的影响"也得出相似的结论[19]。

对于卵圆孔未闭大小及结构的判定，目前大多依赖经食管超声心动图，本书其他章节中已有详述，在此不再赘述。除经食管超声心动图等辅助检查手段外，术者术中可同时行卵圆窝造影判断卵圆孔未闭的大小、方向，以及左心房面和右心房面的大小、出口数目等。对于大卵圆孔未闭，亦可术中用球囊测量其具体大小，帮助选择合适的封堵器。此外，对于不好通过的卵圆孔未闭，亦可在术中行肺动脉声学造影检查以明确诊断。

6.4.2.1 卵圆窝造影

卵圆窝造影除了用于卵圆孔未闭形态和大小的判断外，主要在于定位作用。根据造影结果可以明确卵圆孔未闭位置、开口方向，为导丝或导管的递送提供参考，避免了盲目性，减少了心脏损伤的风险，而且提高了手术成功的概率。另外，可以辅助选择封堵器大小。卵圆窝造影采用手推造影剂选择性造影，不但简化了造影过程，而且使用造影剂量少，能够清楚地显示卵圆孔未闭右心房侧大小、左心房侧大小和出口多少，显示卵圆孔未闭长度及走行，第二房间隔厚度等。这些信息在卵圆孔未闭封堵治疗中有非常重要的意义。笔者根据西安交通大学第一附属医院 2000 余例卵圆窝造影的形态，将其造影结果分为以下几型：

（1）漏斗状卵圆孔未闭　卵圆孔未闭右心房侧入口直径大于左心房侧出口直径，出口多在 2~4mm。该型为卵圆孔未闭最常见的类型（图 6.13）。这种类型最易封堵，一般用 Amplatzer 18/25mm 封堵器。

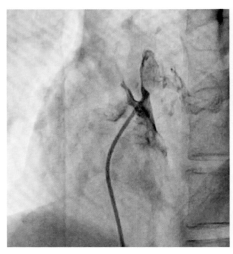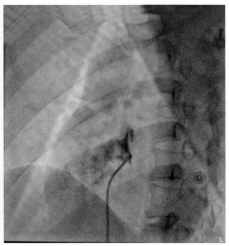

图 6.13　卵圆窝造影显示不同形态漏斗状卵圆孔未闭

（2）长隧道型卵圆孔未闭　卵圆孔未闭左心房侧出口直径与右心房侧入口直径相似，而卵圆孔未闭长度（即第一房间隔与第二房间隔重叠长度）超过10mm（图6.14）。有学者将长隧道型卵圆孔未闭分为两型：A型，卵圆孔未闭长度＜14mm；B型，卵圆孔未闭长度＞14mm（图6.15）。对于此类卵圆孔未闭，如管道过长，可能要用Amplatzer 25/35mm封堵器。

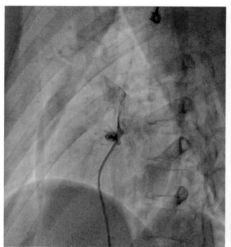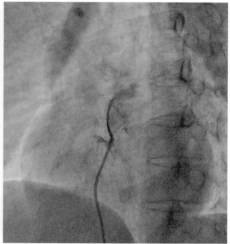

图6.14　卵圆窝造影显示不同长隧道型卵圆孔未闭

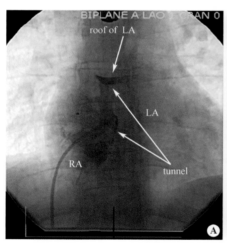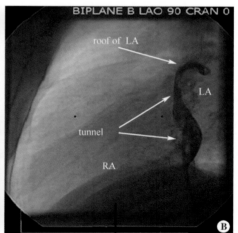

A—正位投照；B—侧位投照。

LA—左心房；RA—右心房；tunnel—长隧道型卵圆孔未闭。

图6.15　B型卵圆孔未闭，测量隧道长度为17mm

（3）细小卵圆孔未闭　卵圆孔未闭直径小于2mm（图6.16）。这类卵圆孔未闭用Amplatzer 18/18mm封堵器即可。

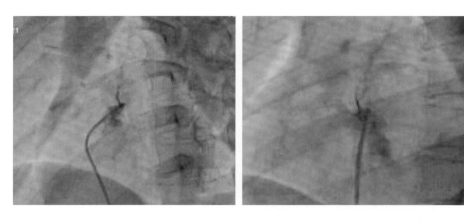

图 6.16　卵圆窝造影显示不同形态细小卵圆孔未闭

　　(4)巨大卵圆孔未闭　左心房侧出口超过 4mm(图 6.17)。这类卵圆孔未闭需要用 Amplatzer 30/30mm 或 25/35mm 封堵器,但残余分流比较多。鉴于此类卵圆孔未闭超声检查静息状态往往都有右向左分流,在一些病例中可选择 Amplatzer 房间隔缺损封堵器。

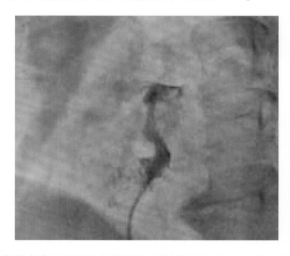

图 6.17　卵圆窝造影显示巨大卵圆孔未闭(直径大于 4mm,长度大于 10mm)

　　(5)卵圆孔未闭合并房间隔膨出瘤　造影时可见卵圆孔未闭,同时房间隔呈瘤样突向左心房(图 6.18)。此类卵圆孔未闭多有大量分流,选择封堵器时要考虑瘤底部大小,在不影响主动脉的情况下,既往选择 Amplatzer 30/30mm 或 25/35mm 封堵器;但在随访过程中发现,左房盘>25mm 的封堵器为术后残余分流的危险因素[20],故在保证封堵器的稳定下,现多选择 18/25mm 封堵器。

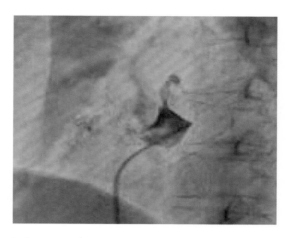

图 6.18　卵圆窝造影显示卵圆孔未闭合并房间隔膨出瘤(第一房间隔突向左心房,瘤顶部可见卵圆孔未闭)

(6)左心房侧多出口卵圆孔未闭　左心房侧为 2 个或 2 个以上出口(图 6.19)。对此类患者,选择性卵圆窝造影多进行经食管超声心动图,特别是经胸超声心动图的补充。清楚的造影结果有利于判断左心房侧多孔的关系,设计导管通过最大孔,选择合适的封堵器。

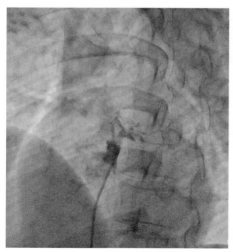 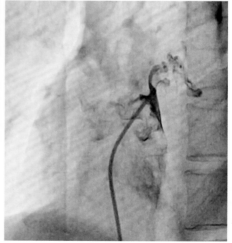

图 6.19　卵圆窝造影显示不同形态左心房侧多出口卵圆孔未闭(左心房侧出口为 2 个以上)

但是,对于卵圆孔未闭合并小房间隔缺损等的情形,造影则难以判断,因为房间隔缺损有可能不在此位置。国外有学者在右心房造影协助下完成房间隔缺损合并卵圆孔未闭,应用 3 个封堵器完成封堵。先封堵房间隔缺损,封堵后手推造影剂进行右心房造影,若发现卵圆孔未闭,再行卵圆孔未闭封堵(图 6.20)。

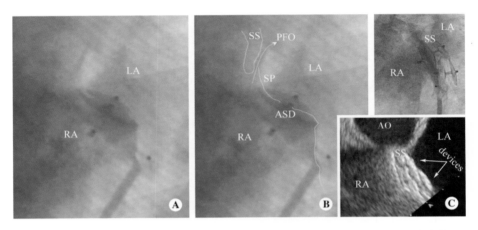

A—第一房间隔缺损封堵已释放,封堵第二房间隔缺损;B—右心房造影发现卵圆孔未闭;

C—多个封堵器 DSA 和超声图。

SS—继发隔;SP—原发隔;LA—左心房;RA—右心房;ASD—房间隔缺损;AO—主动脉。

图 6.20 多孔房间隔缺损合并卵圆孔未闭封堵

6.4.2.2 必要时肺动脉声学造影

一般认为,右心声学造影阳性结果 95% 归因于卵圆孔未闭,另 5% 可能与肺动静脉异常有关。虽然以心动周期的次数判别为卵圆孔未闭或肺动静脉异常,但亦可能误判。特别是当肺动静脉瘘较大时,亦可能在第 3 个心动周期内右心声学造影阳性。当怀疑卵圆孔未闭,右心声学造影大量右向左分流,术中导管难以通过卵圆孔未闭或造影未发现卵圆孔未闭时,建议行肺动脉声学造影,以除外肺动静脉异常(图 6.21)。

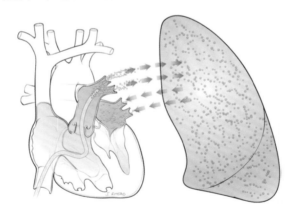

图 6.21 肺动脉声学造影示意图(气泡通过肺动静脉到左心房)

6.4.2.3 球囊测量卵圆孔未闭大小

在体外排空测量球囊内气体,沿导丝推送测量球囊至卵圆孔未闭处,在透视下应用 1∶4 稀释的造影剂-生理盐水充盈球囊,直到球囊中部有"腰征"出现,取正位或左前斜位测量球囊腰部直径或应用超声测量(图 6.22)。

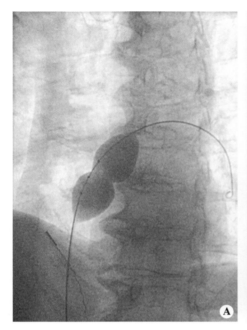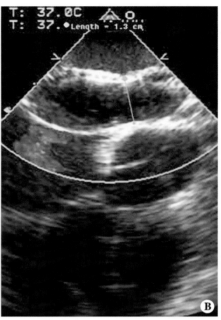

A—X 射线影像;B—超声影像。

图 6.22　球囊测量卵圆孔未闭直径

　　球囊测量卵圆孔未闭的作用:①测量卵圆孔未闭的伸展径,以便选择封堵器。张玉顺等报道,经食管超声心动图测量卵圆孔未闭最大径为(4±1)mm,球囊测量伸展径为(9±4)mm,伸展径明显大于经食管超声心动图最大径(P<0.01)。简单型卵圆孔未闭组经食管超声心动图测量卵圆孔未闭最大径为(3±1)mm,球囊测量伸展径为(5±1)mm,两者显著相关(r=0.97,P<0.01);复杂型卵圆孔未闭组经食管超声心动图测量卵圆孔未闭最大径为(5±1)mm,球囊测量伸展径为(11±3)mm,球囊测量伸展径明显大于经食管超声心动图测量(P<0.01),两者结果虽相关(r=0.56,P<0.05),但相关性较差。②发现复合畸形(合并<5mm 的房间隔缺损),接受封堵治疗卵圆孔未闭患者,有不到 5% 的患者存在小的房间隔缺损,常被漏诊,若简单行房间隔缺损封堵,则留下了引起右向左分流真正缺损,复查始终有大量右向左分流。复合畸形病例,通过多功能导管时,易先通过房间隔缺损,这时如球囊测量,就是房间隔缺损的特征,而不是卵圆孔未闭。③确定缺损部位的特征。第一房间隔和第二房间隔重叠长度在不同的患者中差别很大,其重叠程度决定了通过房间隔的隧道样通道的长度。不管在超声下这个管道有多长,第一房间隔上缘通常很容易向下移位,从而在心房间形成一垂直交通。极度柔软的第一房间隔,加上其上部没有与第二房间隔融合遗留下的足够间隙,造成第一房间隔的残端在缺损处部分突入左心房。通常,这个边缘足够长,从而使其可以向下移位,这样它可以与第二房间隔下缘(卵圆窝的上部)并排在一起,这样封堵器释放时实际就垂直于房间隔水平,左房盘、右房盘之间腰部尽管较短,亦足够跨过房间隔。球囊测量时有一明显"腰征"(图 6.22)。有时,长隧道型卵圆孔未闭,第一房间隔仅有一个短的残端没有与第二房间隔相融合,而形成了一个长

隧道型小出口与左心房相通。第一房间隔短边亦不能下移到卵圆窝上缘水平,形成"不能变形的通道"。球囊测量时表现为"狗骨头"现象(图 6.23)。如长度超过 8mm,可能需要大的封堵器或腰部长度可变的封堵器或直接穿刺房间隔再封堵卵圆孔未闭。

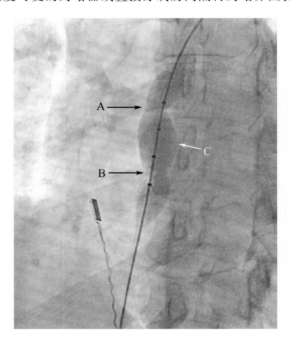

A—卵圆孔未闭左心房出口;B—卵圆孔未闭入口压迹;C—隧道长度。

图 6.23　球囊测量不可变形的长隧道型卵圆孔未闭(呈"狗骨头"现象)

6.5　特殊类型卵圆孔未闭介入治疗

6.5.1　长隧道型卵圆孔未闭

长隧道型卵圆孔未闭介入治疗的特殊性在于封堵器的选择。对于此类卵圆孔未闭,最合适的封堵器为可调控腰部长度的 Premere™ 封堵器(图 6.24A—C),但由于各种各样的因素,该封堵器已被淘汰。房间隔缺损封堵器不合适,很难将其放到位置,若强行将封堵器右房盘拉到右心房,则需要放置过大的封堵器,最后封堵器成形差,影响内皮化(图 6.24D)。可以选择 35mm 卵圆孔未闭封堵器(图 6.25),此时,封堵器的右房盘一部分变为"腰部",使腰部延长,右房盘虽不能完全张开,但不会成形差,不影响内皮化;另外,右房盘亦足够大,有足够的稳定性。

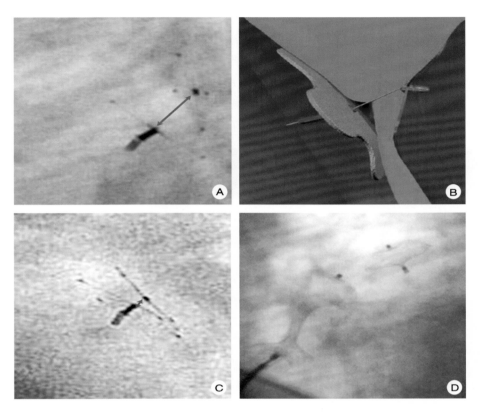

A—C—Premere™封堵器,腰部长度可调;D—Amplatzer 房间隔缺损封堵器。

图 6.24 封堵长隧道型卵圆孔未闭

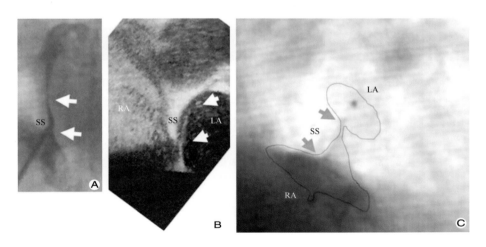

A—造影长隧道型;B—声学造影;C—35mm 卵圆孔未闭封堵器。

图 6.25 35mm 卵圆孔未闭封堵器封堵长隧道型卵圆孔未闭

　　当然,对于长隧道型卵圆孔未闭,理论上应用房间隔穿刺技术进行封堵是理想的做法,但目前指南尚不建议应用房间隔穿刺技术进行经导管卵圆孔未闭封堵,不作为常规临床推荐。

　　西安交通大学第一附属医院单中心经验,对于隧道特别长的卵圆孔未闭(>20mm),可先尝试用房间隔缺损封堵器或卵圆孔未闭封堵器,评估封堵器右房盘能否被拉至右心房侧,若右房盘置于隧道内,稳定性欠佳,可采取房间隔穿刺技术进行封堵。但需注意,穿刺时需在经食管超声心动图或心腔内超声监测下进行,尽量使穿刺点位于卵圆窝处,才能使封堵器房盘完全贴合房间隔,达到完美封堵的目的(图 6.26)。

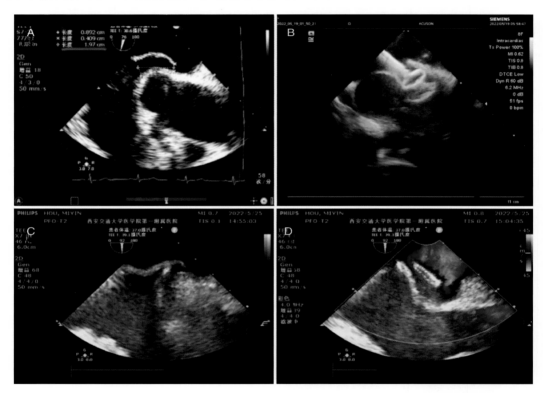

A—经食管超声心动图显示长隧道型,隧道长 22mm,Valsalva 动作后左心房侧开口 4.1mm;B—心腔内超声监测下置入 18mm 房间隔缺损封堵器,右房盘未夹住房间隔,落入隧道间隙;C—经食管超声心动图下近卵圆孔未闭左心房侧出口处穿刺房间隔;D—置入卵圆孔未闭封堵器,封堵器与间隔贴合良好。

图 6.26　长隧道型卵圆孔未闭,房间隔穿刺法行卵圆孔未闭封堵术

6.5.2　卵圆孔未闭合并房间隔膨出瘤的介入治疗

　　国外报道,房间隔膨出瘤在正常人群的发生率仅为 0.2%~1.1%,它可累及整个房间隔,也可仅局限于卵圆窝。很多资料表明,经食管超声心动图比经胸超声心动图能更清楚地显示房间隔形态,更容易发现房间隔膨出瘤的存在。临床上,约 47% 的房间隔膨出瘤患者被经胸超声心动图漏诊而被经食管超声心动图所确诊[21]。房间隔膨出瘤合并卵圆孔未闭的比例高达 60%,房间隔膨出瘤不仅预示更大卵圆孔未闭的存在,而且还会使右向左分流增加。卵圆孔未闭合并房间隔膨出瘤的患者,发生反常栓塞的可能性显著增加。

　　大型房间隔膨出瘤常常导致很多问题出现,在选择封堵器的大小与类型时需要慎重考虑患者的个体化。封堵中到大型房间隔膨出瘤合并较小卵圆孔未闭时通常需要选择较大的封堵器,将瘤样间隔固定于封堵器双盘之间。一般选择 30mm 或 35mm 卵圆孔未闭封堵器。对于巨大卵圆孔未闭合并房间隔膨出瘤,房间隔缺损封堵器可能更为合适。房间隔膨出瘤有很多小穿孔聚集为两簇时,视情况可能需要植入 2 个封堵器。合并多孔的房间隔膨出瘤很少可通过现有的经导管器械来治疗,可能需要终身抗凝治疗或者进行外科手术处理。应注意的是,同时置入多个封堵器,有更多封堵器与房间隔错位或者主动脉侵蚀的可能。

　　卵圆孔未闭合并房间隔膨出瘤的典型病例展示如下。

　　(1)小卵圆孔未闭合并房间隔膨出瘤(图 6.27)。

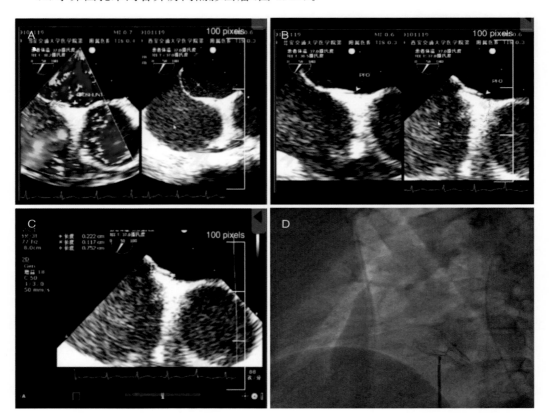

A—房间隔膨出瘤合并卵圆孔未闭,瘤体基底部宽 20mm,瘤体深度 10mm;B—静息状态下右心房侧开口 1.0mm,左心房侧开口 0.6mm;C—Valsalva 动作后右心房侧 2.2mm 宽、左心房侧 1.2mm宽;D—置入 30/30mm 卵圆孔未闭封堵器。

图 6.27　小卵圆孔未闭合并房间隔膨出瘤

　　(2)大卵圆孔未闭合并房间隔膨出瘤(图 6.28)。

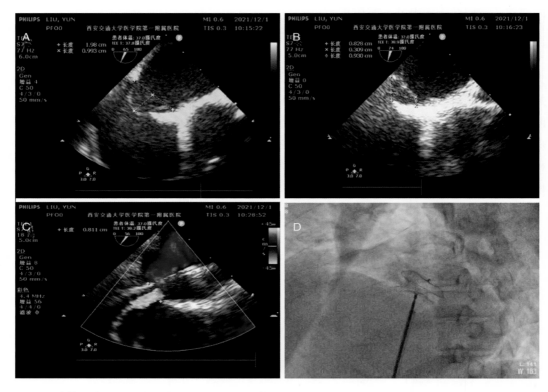

A—经食管超声心动图提示房间隔膨出瘤,瘤体基底部宽 19.8mm,瘤体深度 9.9mm;B—Valsalva 动作后右心房侧开口 8.3mm、左心房侧开口 3.1mm;C—鞘管过卵圆孔未闭后因机械牵拉作用,测量其裂隙宽度 8.1mm;D—置入 18mm 房间隔缺损封堵器。

图 6.28　大卵圆孔未闭合并房间隔膨出瘤

6.5.3　复合病变型卵圆孔未闭介入治疗

卵圆窝范围内除了卵圆孔未闭以外存在其他缺损,通常为房间隔缺损。这种缺损可以是单个缺损,也可以是多个缺损,可发生在卵圆窝的任何部位。在封堵治疗的卵圆孔未闭中,有 5% 合并小房间隔缺损,容易漏诊。介入治疗时,导管更易通过房间隔缺损。如果 2 个缺损很靠近,那么可以通过 1 个封堵器进行有效封堵。如果 2 个缺损距离较大,通常需要 2 个封堵器分别进行封堵。目前为了达到封堵术后无残余分流,术中应尽可能置入 2 个封堵器进行介入治疗。

复合病变型卵圆孔未闭的典型病例展示如下。

(1)大卵圆孔未闭并小房间隔缺损(图 6.29)。

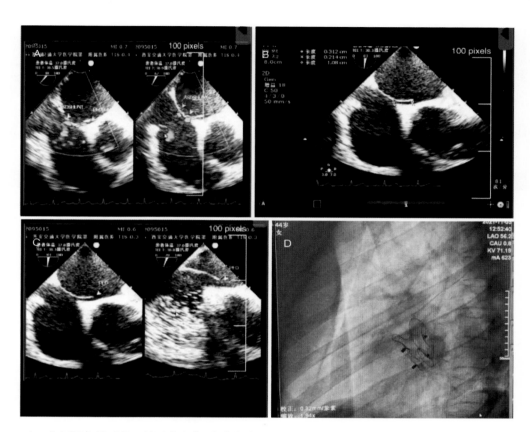

A—房间隔中部可见 2 处回声失落,大小均为 2mm,间距 4.5mm,缺损距卵圆窝分别为 8mm、1.5mm;B—第一房间隔与第二房间隔呈"搭错样"改变;C—静息状态右心房侧 3.1mm 宽、左心房侧 2.1mm 宽,Valsalva 后右心房侧 10.4mm 宽、左心房侧 5.4mm 宽;D—分别置入 14mm、10mm 房间隔缺损封堵器。

图 6.29 大卵圆孔未闭合并小房间隔缺损

(2)小卵圆孔未闭合并房间隔膨出瘤、小房间隔缺损(图 6.30)。

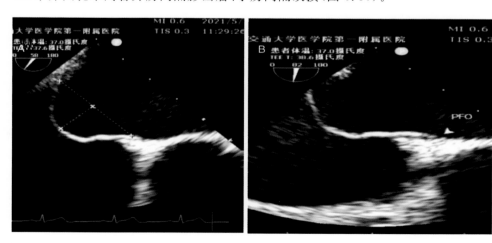

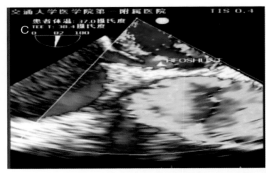
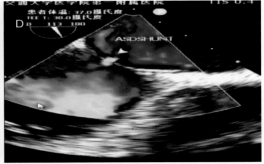

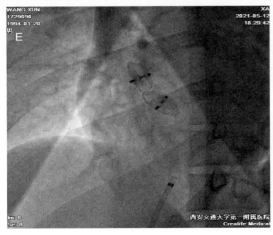

A—房间隔膨出瘤瘤体基底部宽 26mm,瘤体深度 11mm;B—卵圆孔未闭静息状态右心房侧开口 1.9mm、左心房侧开口 1.0mm;C—Valsalva 后卵圆孔未闭右心房侧 5.2mm 宽、左心房侧 2.2mm 宽;D—房间隔缺损 2mm,距卵圆窝 12mm;E—置入 18/25mm 卵圆孔未闭封堵器 2 个。

图 6.30 小卵圆孔未闭合并房间隔膨出瘤、小房间隔缺损

6.5.4 其他

(1)房间隔脂肪瘤样肥厚 封堵卵圆孔未闭遇到此类解剖异常时,由于短腰封堵器通常不可变形,而较难通过肥厚的肌性继发隔。操作上的难度使出现残余分流和封堵器栓塞等需要外科矫正的情况增多。在一些情况下,房间隔脂肪瘤样肥厚被视为经导管封堵的绝对禁忌证。对于合并肥厚边缘和较大房间隔膨出瘤的患者,没有安全有效的封堵器可使用,因此常考虑代替的药物与外科治疗。

(2)伴有扭曲解剖结构的卵圆孔未闭 在这种特殊情况下,缺失的边缘是导致封堵器栓塞的潜在危险因素。然而,主动脉根部扩大了封堵器与主动脉和心房壁碰触的机会,从而上升了心脏侵蚀与主动脉根部-右心房瘘的风险。一般选择 30mm 或 35mm 封堵器,应注意封堵器与主动脉的关系。

参考文献

［1］BRIDGES N D，HELLENBRAND W，LATSON L，et al. Transcatheter closure of patent foramen ovale after presumed paradoxical embolism［J］. Circulation，1992，86(6)：1902－1908.

［2］FURLAN A J，REISMAN M，MASSARO J，et al. CLOSURE I Investigators. Closure or medical therapy for cryptogenic stroke with patent foramen ovale［J］. N Engl J Med，2012，366(11)：991－999.

［3］CARROLL J D，SAVER J L，THALER D E，et al. RESPECT Investigators. Closure of patent foramen ovale versus medical therapy after cryptogenic stroke［J］. N Engl J Med，2013，368(12)：1092－1100.

［4］MEIER B，KALESAN B，MATTLE H P，et al. PC Trial Investigators. Percutaneous closure of patent foramen ovale in cryptogenic embolism［J］. N Engl J Med，2013，368(12)：1083－1091.

［5］MAS J L，DERUMEAUX G，GUILLON B，et al. CLOSE Investigators. Patent Foramen Ovale Closure or Anticoagulation vs. Antiplatelets after Stroke［J］. N Engl J Med，2017，377(11)：1011－1021.

［6］SØNDERGAARD L，KASNER S E，RHODES J F，et al. Gore REDUCE Clinical Study Investigators. Patent Foramen Ovale Closure or Antiplatelet Therapy for Cryptogenic Stroke［J］. N Engl J Med，2017，377(11)：1033－1042. Erratum in：N Engl J Med，2020，382(10)：978.

［7］SAVER J L，CARROLL J D，THALER D E，et al. RESPECT Investigators. Long－Term Outcomes of Patent Foramen Ovale Closure or Medical Therapy after Stroke［J］. N Engl J Med，2017，377(11)：1022－1032.

［8］LEE P H，SONG J K，KIM J S，et al. Cryptogenic Stroke and High－Risk Patent Foramen Ovale：The DEFENSE－PFO Trial［J］. J Am Coll Cardiol，2018，71(20)：2335－2342.

［9］CAPUTI L，BUTERA G，ANZOLA G P，et al. Italian Patent Foramen Ovale Survey investigators. Residual shunt after patent foramen ovale closure：preliminary results from Italian patent foramen ovale survey［J］. J Stroke Cerebrovasc Dis，2013，22(7)：e219－e226.

［10］HORNUNG M，BERTOG S C，FRANKE J，et al. Long－term results of a randomized trial comparing three different devices for percutaneous closure of a patent foramen ovale［J］. Eur Heart J，2013，34(43)：3362－3369.

［11］MARCHESE N，PACILLI M A，INCHINGOLO V，et al. Residual shunt after percutaneous closure of patent foramen ovale with AMPLATZER occluder devices－influence of anatomic features：a transcranial Doppler and intracardiac echocardiography study［J］. EuroIntervention，2013，9(3)：382－388.

［12］STORTECKY S，DA COSTA B R，MATTLE H P，et al. Percutaneous closure of patent foramen ovale in patients with cryptogenic embolism：a network meta－analysis［J］. Eur Heart J，2015，36(2)：120－128.

［13］ONORATO E，CASILLI F. Influence of PFO anatomy on successful transcatheter closuer［J］. Interv Cardiol Clin，2013，2(1)：51－84.

［14］中国医师协会心血管内科医师分会. 卵圆孔未闭处理策略中国专家建议［J］. 心脏杂志，2015，27(4)：373－379.

［15］中华医学会心血管内科分会，中国医师协会心血管内科分会. 卵圆孔未闭预防性封堵术中国专家共识［J］. 中国循环杂志，2017，32(3)：209－214.

［16］杜亚娟，张玉顺，成革胜，等. TTE结合cTTE在卵圆孔未闭介入治疗中的应用［J］. 心脏杂志，

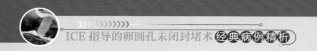

2015,27(4):78-82.

[17]王星烨,成革胜,张玉顺,等. 超声测量卵圆孔未闭直径与球囊伸展径的比较[J]. 心脏杂志,2015,27(4):394-396.

[18]何璐,成革胜,赵洋,等. 卵圆孔未闭并发小房间隔缺损的介入治疗[J]. 心脏杂志,2015,27(4):384-386.

[19]成革胜,张玉顺,何璐,等. 卵圆孔未闭结构特征对介入治疗封堵器选择的影响[J]. 心脏杂志,2015,27(4):387-389.

[20]BUTERA G,SARABIA J F,SARACINO A,et al. Residual shunting after percutaneous PFO closure:How to manage and how to close[J]. Catheter Cardiovasc Interv,2013,82(6):950-958.

[21]SERAFINI O,MISURACA G,GRECO F,et al. Prevalenza di anomalie del setto interatriale e loro associazione con recenti episodi di stroke/attacco ischemico transitorio:valutazione ecocardiografica in 18631 pazienti(Prevalence of structural abnormalities of the atrial septum and their association with recent ischemic stroke or transient ischemic attack:echocardiographic evaluation in 18631 patients)[J]. Ital Heart J Suppl,2003,4(1):39-45.

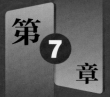

第7章 心腔内超声在卵圆孔未闭封堵中的实践经验

浙江大学附属第二医院　边　昶　马盛辉　刘春晖

7.1 现状及临床优势

卵圆孔未闭在普通人群中发现率占 1/4[1]。部分隐源性卒中患者可能源于卵圆孔未闭。随着近年多项 NEJM 大型卵圆孔未闭介入封堵临床研究公布,以及后续 Meta 分析均显示,针对特定人群,卵圆孔未闭介入封堵对比药物治疗可改善远期再发卒中风险[2]。传统卵圆孔未闭封堵在 X 射线下使用多功能导管反复试探通过卵圆孔未闭实施封堵,一般借助经食管超声心动图辅助,但受限于心脏超声、麻醉配合等要求,较多中心仍以单纯 X 射线卵圆孔未闭封堵为主,存在不低的心包风险且不能确定封堵器所在位置是否通过卵圆孔未闭。心腔内超声技术可经介入医生自行操作超声探头,近距离观察卵圆孔未闭形态,实时可视化导丝通过位置,无须麻醉或超声医生协助,且能在一定程度上减低 X 射线依赖,已成为国内外较多中心卵圆孔未闭封堵新选择[3-8]。

7.2 心腔内超声指导下卵圆孔未闭封堵操作详细步骤

7.2.1 患者选择

基于当前临床研究,卵圆孔未闭介入封堵适应证为 60 岁以下、缺血性卒中未能发现明确病因、卵圆孔未闭为中危及以上的患者。其中,卵圆孔未闭中危及以上指伴随房间隔膨出瘤的卵圆孔未闭,大量分流的卵圆孔未闭,卵圆孔未闭内可见血栓。

7.2.2 具体操作流程

(1)主要器械　11F 静脉鞘管、SL1 鞘管、心腔内超声导管、先心封堵输送器套装、封堵器。

(2)操作技巧　患者平卧,常规右侧股静脉区域消毒铺巾。穿刺股静脉,分别置入 11F 静脉鞘管及 0.0032F 导丝(SL1 鞘管内导丝),导丝送至上腔静脉。11F 静脉鞘管内送入心腔内超声导管经股静脉、下腔静脉至右心房。静脉迂曲时需时刻关注心腔内超声导管扇面影像,可依据导丝位置引导心腔内超声导管或可通过送入前心腔内超声稍打 A 弯使导管更容易通过髂静脉与下腔静脉连接处。下腔静脉进入右心房处常有下腔静脉瓣存在，需适当调整心腔内超声角度避免暴力操作。心腔内超声导管进入右心房后首先进行呼吸门控，可直接心腔内超声打 P 弯适当调整贴右心房侧后壁或打 A 弯适当调整跨三尖瓣卡室上嵴。呼吸门控建立后，心腔内超声自三尖瓣扇面"Home View"起始，逐渐顺时针旋转建立房间隔模、卵圆窝模，以及最重要的卵圆孔未闭模。由于下腔静脉瓣的存在，心腔内超声进入右心房常紧贴房间隔，导致超声扇面朝间隔展开困难，此时可适当打 P 弯调整。心腔内超声扇面下卵圆孔未闭多为狭长隧道形态，记录所有扇面下卵圆孔未闭的最高高度、房间隔高度，以及是否存在房间隔瘤、瘤体大小，多普勒观察分流情况。三维重建后多为不规则扁平空间结构，此时可测量卵圆孔未闭最大宽度。基于卵圆孔未闭及房间隔测量结果选择合适的封堵器及输送鞘，预塑形并预载、冲水。

注意：卵圆孔未闭封堵操作的最关键步骤为导丝通过卵圆孔未闭孔道。

如图 7.1 和图 7.2 所示，心腔内超声经 Home View 转向左上肺静脉及左心耳中间，分别打 P 弯及 R 弯，以清晰地显示上腔静脉（图 7.1A）。适当输送导丝至上腔静脉，之后沿着导丝输送 SL1 鞘管至上腔，适当回拉导丝直至仅 J 弯露头，并逐步下拉导丝和 SL1 鞘管，此时需保持心腔内超声扇面跟随，直至导丝前端掉入卵圆孔未闭孔道。调整心腔内超声导管扇面对准拟卵圆孔未闭最大展开或分流位置，调整鞘管和导丝进入心腔内超声扇面，轻推导丝经过卵圆孔未闭进入左心房（图 7.1B—F），切记暴力推送 SL1 鞘管，可能发生顶破房顶或从非卵圆孔未闭位置顶破房间隔进入左心房。心腔内超声指导下将导丝送入左上肺静脉，后更换 SL1 鞘管为输送鞘，此步骤可借助 X 射线辅助，避免输送鞘送入过高而顶破房顶。撤出输送鞘内芯，喷血后送入封堵器。封堵器推出输送鞘前，注意在鞘内适当推送以确认封堵器未脱载。后稳定输送鞘，缓慢推送封堵器开左房盘片，心腔内超声直视下下拉整个输送系统直至左房盘面贴紧卵圆孔未闭左心房侧；稳定封堵器，下拉输送鞘释放右房盘贴于卵圆孔未闭右心房侧，适当牵拉确定封堵器位置（图 7.1G，H）。释放封堵器，心腔内超声下多普勒证封堵效果（图 7.1I，J）。撤出输送鞘，压迫包扎。

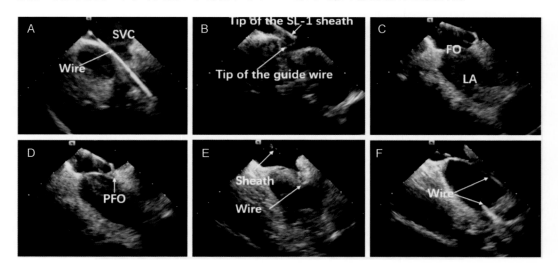

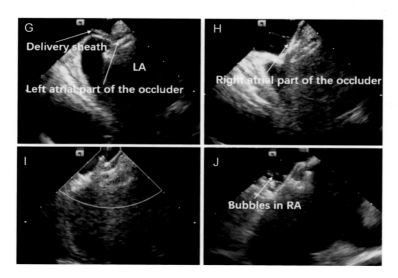

图 7.1 ICE 指导下 PFO 封堵过程

7.3 典型病例展示

案例一

患者女性,31 岁,因偏头痛 3 月余于我科就诊。每次偏头痛持续 1 小时,既往神经内科门诊就诊,药物规范治疗效果不佳,当地医院就诊。查右心声学造影提示阳性,提示肺水平静脉瘘分流所致。头颅磁共振成像示右侧小脑半球亚急性脑梗死考虑。给予抗血小板、营养神经、改善循环等对症支持治疗。近 3 个月,患者仍有头痛,性质同前,我院拟诊断"中央型房间隔缺损(卵圆孔型)"收住入院。根据既往中心经验,存在一些情况,因为卵圆孔未闭开放情况,导致 5 个以上心动周期左心房出现气泡,因此考虑肺水平分流,但实际仍然是房水平分流。故与患者沟通后决定行心腔内超声检查,评估是否真正存在卵圆孔未闭。

心腔内超声下可看到卵圆窝较小,偏前扇面未看到明显的开孔。扇面转到左肺静脉后延的时候,可以看到卵圆孔未闭的裂隙,位置偏后。该患者左心房前后径2.28cm,故选用 18/25mm 常规卵圆孔未闭封堵器。心腔内超声下可见封堵器状态良好。(图 7.2)

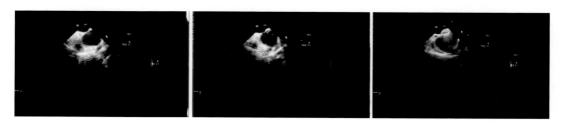

图 7.2 ICE 下观测 PFO 情况

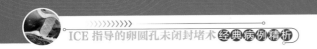

案例二

患者女性,53 岁,因反复头痛 2 年余于我科就诊。患者 2 年前无明显诱因的出现头痛,右侧为主,可忍受,遂至当地医院神经内科反复就诊。头颅磁共振成像未提示明显异常。药物治疗效果不佳。心脏彩超提示房间隔膨出瘤、房间隔缺损;右心声学造影提示大量分流。不少所谓卵圆孔型房缺的患者,部分是单纯的卵圆孔未闭,部分是小型房间隔缺损伴卵圆孔未闭。对于后者,如果单纯地封堵房间隔缺损,可能残留卵圆孔未闭未被房盘夹闭,导致症状改善不明显。因此对于该类患者,常规使用心腔内超声,不仅可以明确是否同时存在 2 种结构缺损,而且可以在超声指导下进行房盘的选择与封堵的评估。

心腔内超声下可清晰地可见膨出瘤,但房间隔缺损不明显。调整角度,略打 P 弯,可见小房间隔缺损,血流可见红蓝混杂色带。右心导管顶住房间隔通道明显,送至左心房,置入导丝,更换输送鞘管。选用 28mm 等边卵圆孔未闭封堵器,心腔内超声下可见牵拉试验稳定,血流验证封堵。最后评估封堵情况,1 个月心脏超声随访房水平未见分流;6 个月随访右心声学造影阴性。(图 7.3)

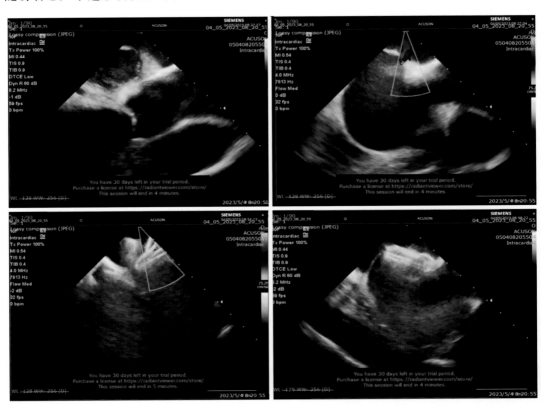

图 7.3　ICE 下观测 PFO 并进行封堵

参考文献

［1］HARA H，VIRMANI R，LADICH E，et al. Patent foramen ovale：current pathology，pathophysiology，and clinical status［J］. J Am Coll Cardiol，2005，46(9)：1768－1776.

［2］KÖHRMANN M，SCHELLINGER P D，TSIVGOULIS G，et al. Patent Foramen Ovale：Story Closed？［J］. J Stroke，2019，21(1)：23－30.

［3］CARROLL J D，SAVER J L，THALER D E，et al. Closure of patent foramen ovale versus medical therapy after cryptogenic stroke［J］. N Engl J Med，2013，368(12)：1092－1100.

［4］FURLAN A J，REISMAN M，MASSARO J，et al. Closure or medical therapy for cryptogenic stroke with patent foramen ovale［J］. N Engl J Med，2012，366(11)：991－999.

［5］LEE P H，SONG J K，KIM J S，et al. Cryptogenic Stroke and High－Risk Patent Foramen Ovale：The DEFENSE－PFO Trial［J］. J Am Coll Cardiol，2018，71(20)：2335－2342.

［6］MAS J L，DERUMEAUX G，GUILLON B，et al. Patent Foramen Ovale Closure or Anticoagulation vs. Antiplatelets after Stroke［J］. N Engl J Med，2017，377(11)：1011－1021.

［7］SØNDERGAARD L，KASNER S E，RHODES J F，et al. Patent Foramen Ovale Closure or Antiplatelet Therapy for Cryptogenic Stroke［J］. N Engl J Med，2017，377(11)：1033－1042.

［8］TURC G，CALVET D，GUéRIN P，et al. Closure，Anticoagulation，or Antiplatelet Therapy for Cryptogenic Stroke With Patent Foramen Ovale：Systematic Review of Randomized Trials，Sequential Meta－Analysis，and New Insights From the CLOSE Study［J］. J Am Heart Assoc，2018，7(12)：e008356.

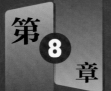

第**8**章　卵圆孔未闭围手术期管理及术后随访

空军军医大学唐都医院　程　锦

明确了卵圆孔未闭介入封堵适应证,则进入了卵圆孔未闭围手术期管理。围手术期管理包含了术前、术中及术后三个主要阶段。每个阶段又包含不同细节需要关注。

术前管理包含入院前的相关检查、检查结果解读及入院后的术前准备部分;术中管理的主要部分为配合手术顺利进行;术后管理主要包括术后用药、注意事项、出院指导及术后随访部分。规范化的围手术期管理贯穿于治疗的全过程,具有重要意义。

8.1　术前管理

规范的心、肺专科体格检查,生命体征评估;完善各项相关实验室检查,包括血常规、肝功能、肾功能、甲状腺功能、凝血、感染系列、尿常规、便常规。

影像学检查:胸部 X 射线检查、右心声学造影检查、对比增强经颅多普勒超声、对比增强经胸超声心动图[1]及经食管超声心动图检查、头颅计算机断层扫描或磁共振血管成像检查。评估卵圆孔未闭-右向左分流多少,卵圆孔未闭解剖特征、有无血栓及与周围组织的关系。在临床应用中,一般先做对比增强经颅多普勒超声或对比增强经胸超声心动图检查,阳性者可进一步对比增强经食管超声心动图检查,明确相关解剖结构;进行心电图、超声心动图检查及肺动脉压力评定;开展下肢静脉超声检查,了解静脉瓣功能或静脉血栓状况。

对于各项相关结果进行详细的临床评估。关注血常规、凝血、尿常规、便常规,详细询问病史,排除可能导致出血的其他原因及自身原因。对于生化结果评估可能存在的基础疾病并完善相关检查。关注是否存在脑卒中相关的症状及体征。偏头痛患者术前行头痛HIT-6 评分。

围手术期基础疾病的管理包括围手术期血压、血糖、甲状腺功能、肺动脉高压等慢性病的评估。根据相关检查结果进行疾病及药物的管理,考虑到卵圆孔未闭术中、术后抗凝需求,需特别关注抗血小板及抗凝药物的使用、有无出血倾向病史的询问、关注血液的实验室检查结果。

围手术期患者心理的管理包括向患者及其家属描述大致手术过程,消除焦虑及恐惧心理;告知家属术中可能出现的意外及并发症,签署知情同意书。

术前腹股沟备皮。

所有患者术前 48 小时口服阿司匹林 100mg、每日 1 次,氯吡格雷 75mg、每日 1 次。

8.2 术中管理

术中管理主要的目的是做好准备工作,配合手术顺利进行。密切关注血压、心率、呼吸、氧饱和度等生命体征。术中关注穿刺点部位情况,有无明显血肿、出血;指导患者完成术中发泡实验的配合等。对于高危风险及高危患者来说,可考虑术中心腔内超声或者经食管超声心动图的应用[2,3]。

8.3 术后管理

术后穿刺口加压包扎后压迫4~6小时,密切关注穿刺部位有无出血、皮下血肿;局部敷料覆盖,关注有无渗血、污染。卵圆孔未闭穿刺血管为股静脉穿刺,敷料加压包扎不应压力过大,加压后比较两侧足背动脉搏动及周围循环情况,观察术侧肢体的皮肤颜色、皮温,避免压力过大、时间过长导致肢体明显循环障碍。术后复查心电图。床旁持续12小时心电监护,监护血压、心率、呼吸、氧饱和度。

术后用药:低分子肝素皮下注射抗凝,口服阿司匹林肠溶片100mg/d、氯吡格雷75mg/d,6个月。6个月内的心脏侵入手术需要抗生素预防性用药预防感染性心内膜炎。

预防血栓形成及出血:封堵器置入后,3~6个月后,大多数卵圆孔未闭封堵器能达到完全内膜化。此后封堵器上新的内膜组织会与周围心内膜相连续,自身组织逐渐修复缺损部位,最终与心内膜融合。在封堵器完全内皮化之前易在封堵器表面形成血栓,因此抗凝是延续整个围手术期及术后一段时间的全过程[4]。但是在防止血栓形成的同时需密切关注由于抗凝及抗栓引起的出血事件的增加,包括牙龈、鼻腔、皮肤黏膜、消化道、泌尿系统等出血情况的发生,在出院后随访中也需密切关注。

预防封堵器脱落及移位:术前对卵圆孔未闭解剖数据的精确定量测量、选取合适的封堵器、术中严格规范的操作及牵拉试验测试封堵器的稳定性是封堵成功的前提。术后也应密切关注患者状态、体征,如患者突发胸闷、心悸、呼吸困难、发绀、恶性心律失常等情况,应立即行心脏超声复查,尽快做出判断及处理。

下肢深静脉血栓的预防:在适当的加压包扎下嘱患者制动穿刺部位的同时正确活动,避免深静脉血栓的形成。指导患者相对制动和正确活动,保证穿刺口无出血的同时避免由于制动所带来的血栓形成。

出院指导:术后指导患者遵嘱用药,低糖、低盐、低脂饮食。3个月内避免剧烈运动,避免暴露于强磁场环境。预防感染,密切关注有无出血倾向。定期随访复查。

8.4 术后随访

成功置入封堵器的患者,分别于术后3天行心脏超声、对比增强经颅多普勒超声声学造影及对比增强经胸超声心动图右心声学造影检查。若在上述检查中提示中至大量右向左分流[5]，则应继续随访，术后1年再次行对比增强经颅多普勒超声及对比增强经胸超声心动图检查；有新发心悸或心悸症状明显时，则应行24小时动态心电图检查。

术后1个月、3个月、6个月行血常规、凝血、尿常规、便常规、心电图、经胸超声心动图、对比增强经颅多普勒超声、对比增强经胸超声心动图检查。对于入院偏头痛主诉的患者应在1个月、3个月、6个月再次行头痛HIT-6评分。

按照患者不同时期的主要特点要制定规范化围手术期管理，要在各个缓解规范管理和操作流程量化围手术期管理指标，要在各流程细化操作要求。从入院前的病患管理到术后个体化的、伴随终身的随访，对于卵圆孔未闭围手术期的管理来说都是至关重要。形成规范化的流程管理及体系，对于不同中心、不同团队都是很好的借鉴。

参考文献

[1]SILVESTRY F E, COHEN M S, ARMSBV L B, et al. Guidelines for the Echocardiographic Assessment of Atrial Septal Defect and Patent Foramen Ovale: From the American Society of Echocardiography and Society for Cardiac Angiography and Interventions[J]. J Am Soc Echocardiogr, (8):901 – 958.

[2]VITULANO N, PAZANO V, PELARGONIO G, et al. Technology update: intracardiac echocardiography—a review of the literature[J]. Medical Devices: Evidence and Research, 2015, 8: 231 – 239.

[3]LIU C F. The Evolving Utility Of Intracardiac Echocardiography In Cardiac Procedures[J]. J Atr Fibrillation, 2014, 6(6): 1055.

[4]KRIEG P, LAPP H, PETHIG K, et al. Removal of a left atrial thrombus adherent to a patent foramen ovale occluder[J]. Ann Thorac Surg, 2007, 83(4): 1539 – 1541.

[5]KENT D M, SAVER J L, KASNER S E, et al. Heterogeneity of Treatment Effects in an Analysis of Pooled Individual Patient Data From Randomized Trials of Device Closure of Patent Foramen Ovale After Stroke[J]. JAMA, 2021, 326(22): 2277 – 2286.

第9章 ICE 指导 PFO 介入封堵"标准流程"

空军军医大学唐都医院　李　波　陈江红

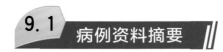

9.1 病例资料摘要

9.1.1 病史

患者女性,39 岁。因间断头痛 1 年,加重 7 天就诊。

患者于 1 年前无明显诱因反复出现头痛不适,以颞侧为著,呈胀痛,持续数分钟至 10 余分钟不等,未重视。7 天前上述症状再发,程度及持续时间较前加重,口服药物不能缓解。就诊于我院神经内科,TEE 示卵圆孔未闭,遂收入我科。

既往否认高血压、冠心病、糖尿病病史。

9.1.2 体格检查

血压 99/66mmHg,双肺呼吸音清,心率 78 次/分,心律齐,心音有力,各瓣膜听诊区未闻及杂音。双下肢无水肿。

9.1.3 实验室检查

血常规、肝功能、肾功能、血脂、血糖、凝血系列、电解质、甲状腺功能等检查均未见异常。

9.1.4 影像学检查

(1)常规 TTE　未见明显异常。

(2)TEE 和右心声学造影　卵圆孔未闭,第一房间隔、第二房间隔呈"搭错样"改变,间隙宽度 1.2mm、长度 9.8mm,静息状态下右向左分流(少量),负荷呼气状态下右向左分流(大量),左心耳内未见明确血栓形成(图 9.1、图 9.2)。

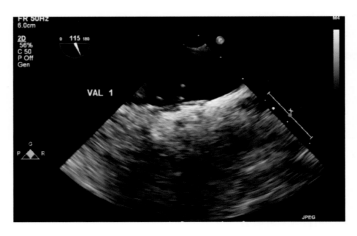

图 9.1 右心声学造影见静息状态右向左分流(少量)

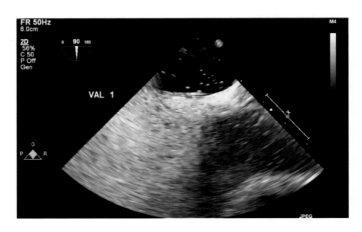

图 9.2 右心声学造影见负荷呼气状态右向左分流(大量)

(3)头颅 MRI 平扫脑实质未见异常;双侧筛窦及右侧上颌窦炎;右侧眼眶内侧壁内陷,余未见异常。

9.2 诊断

先天性心脏病-卵圆孔未闭;偏头痛。

9.3 治疗方案

神经内科、心内科综合诊断(MDT 评估):患者有长期偏头痛病史,药物治疗效果不明显。TTE、TEE 和右心声学造影提示卵圆孔未闭,且负荷呼气状态下右向左分流(大量),并且左心房及左心耳内未见血栓影。有卵圆孔未闭封堵手术适应证,建议行卵圆孔未闭封堵术。

9.4 介入操作过程及结果

9.4.1 手术耗材

6F 血管鞘、11F 血管鞘、右心导管、J 形导丝(150cm)或超滑导丝(260cm)、加硬导丝、9F 输送鞘管、与输送鞘管配套的推送杆、加硬导丝(260mm)、三维诊断超声导管、卵圆孔未闭封堵器(18/25mm)。

9.4.2 手术过程

(1)局部麻醉下行右侧股静脉穿刺(呈上下方位穿刺股静脉),并从上方穿刺点置入 11F 鞘管(拟 ICE 导管入路途径)从下方穿刺点置入 6F 鞘管,以减少操作过程中的导管相互干扰。

(2)ICE 多切面评估 PFO 解剖结构。透视下,通过 11F 鞘管将 ICE 导管送至右心房中部调整至 Home View 扇面,随后稳住 ICE 手柄、上锁、打 P 弯,并适当地旋转导管和(或)辅以 L/R 弯助充分暴露间隔,顺时针旋转 ICE 导管至扇面、至左心房二尖瓣、心耳切面寻找 PFO 裂隙,确认裂隙开口(若此切面裂隙不明显,可将超声扇面继续顺转,直至明显观察到裂隙)。分别在长轴位和短轴位,观察 PFO 全貌、裂隙特点、邻近结构局部解剖情况及分流程度(图 9.3)。

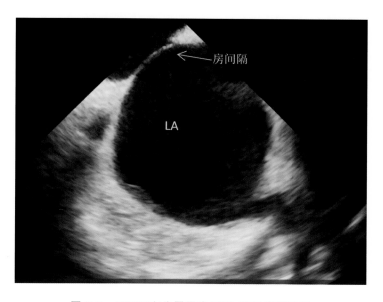

图 9.3　ICE 下充分暴露房间隔,确认裂隙开口

（3）建立轨道。送入右心导管至卵圆孔附近,在 ICE 长轴切面指引下,必要时辅助行数字减影血管造影(digital subtraction angiography,DSA),调整右心导管或 J 形导丝(超滑导丝)顺利通过 PFO,并进入左心房和左上(下)肺静脉,而后置换加硬导丝进入肺静脉,成功建立轨道。导丝通过后,给予全身性肝素化(肝素 100U/kg,后每隔 1 小时追加负荷剂量的 1000U)(图 9.4 至图 9.7)。

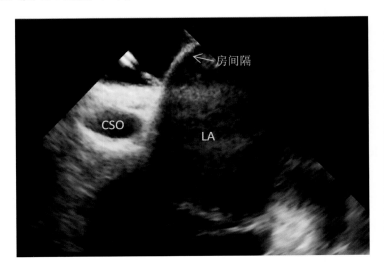

图 9.4　J 形导丝在 ICE 直视下沿第一房间隔上移

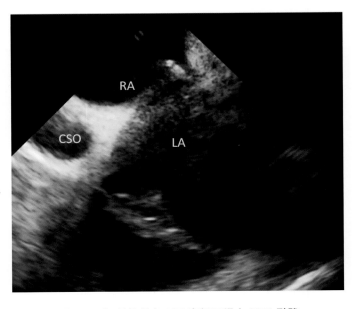

图 9.5　加硬导丝在 ICE 直视下滑向 PFO 裂隙

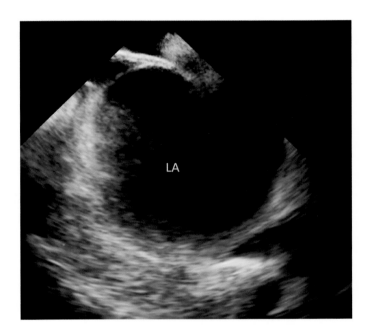

图 9.6 导丝顶入间隔

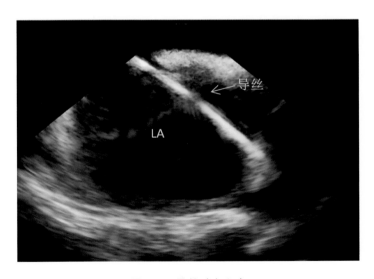

图 9.7 导丝过左心房

（4）ICE 下再次评估。调整 ICE 切面，进一步确定轨道建立成功，并再次评估 PFO 及毗邻结构的相关参数：PFO 第二房间隔与第一房间隔贴合，且无明显增厚，无希阿里氏网，非长隧道 PFO，无异常结构。结合术前 TEE 参数和 ICE 测量结果，选择了 18/25mm 卵圆孔未闭封堵器（图 9.8、图 9.9）。

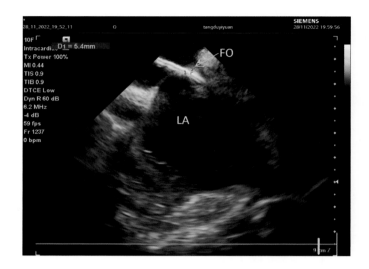

图 9.8　左心房短轴测量 PFO 宽度

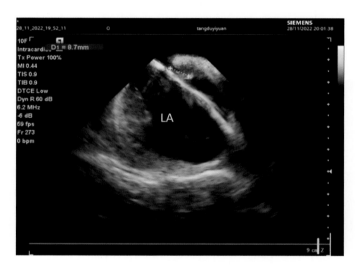

图 9.9　左心房短轴测量 PFO 长度

（5）体外准备封堵器。连接封堵器和推送杆，并在体外对封堵器进行充分排气。

（6）ICE 指引下进行封堵。沿加硬导丝，将封堵器输送鞘送入左心房，交换加硬导丝为装载有封堵器的输送系统。封堵器进入左心房后，在 ICE 导管全程直视指导下，回撤鞘管，左房盘打开，将左房盘连同输送系统拉向并贴近房间隔，从而完成左房盘释放。牵拉钢缆，保持张力，再次缓慢回撤鞘管，腰部恰好位于卵圆孔中，右房盘打开（图 9.10 至图9.12）。

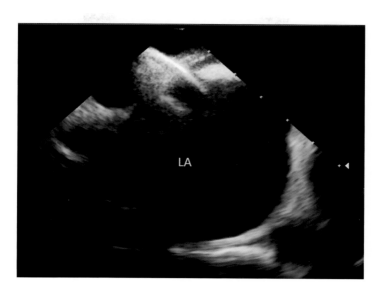

图 9.10　封堵鞘送入左心房

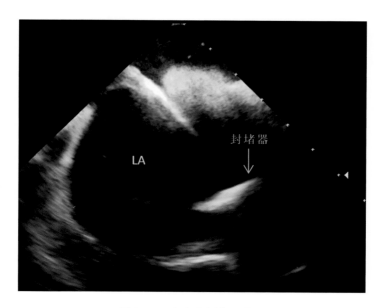

图 9.11　左心房侧盘面展开

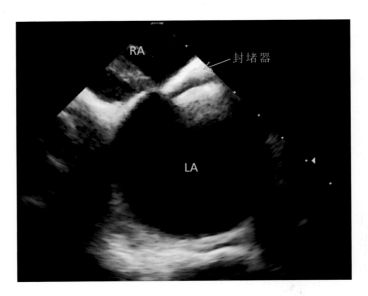

图 9.12　右心房侧盘面展开

（7）判断封堵效果。ICE 指导下进行牵拉试验，观察封堵器形状及位置，贴合是否紧密，有无右向左分流，以及是否影响二尖瓣、三尖瓣及主动脉瓣的开放、闭合等（图 9.13）。

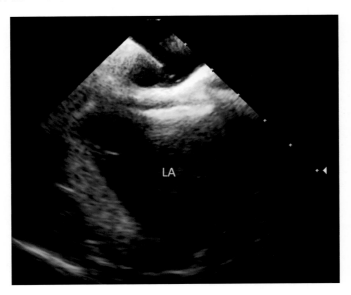

图 9.13　ICE 下行牵拉试验

9.4.3　释放后评估

在牵拉试验测试稳定性结束后，从封堵器上松解钢缆，封堵器成功释放。再次于 ICE 下进一步评估，封堵器形状及位置良好，无残余分流（图 9.14）。

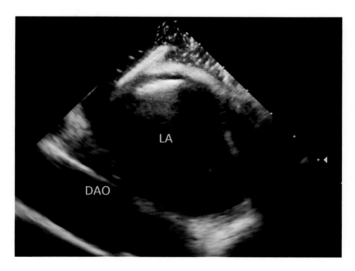

图 9.14　发泡试验阴性

ICE 下形态：左房盘、右房盘均紧贴间隔，形态良好（图 9.15）。

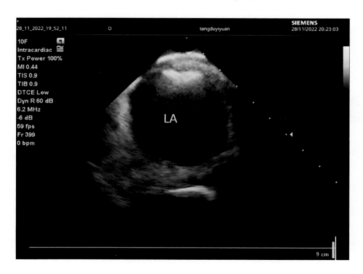

图 9.15　释放后封堵器形态

DSA 下见封堵器形态良好（图 9.16）。

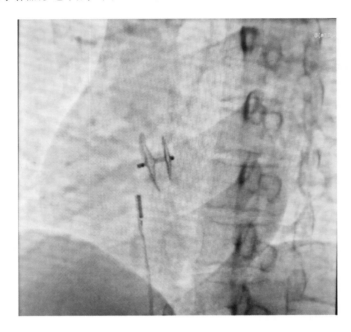

图 9.16　封堵器释放后造影

射线量使用：31mGy。

9.5　术后情况

9.5.1　术后心电图及用药

术后持续心电监护 12 小时。复查心电图，与术前相比，无明显变化。口服阿司匹林肠溶片 100mg、每天 1 次，氯吡格雷 75mg、每天 1 次，6 个月。

9.5.2　随访

术后第 2 天复查超声，见封堵器位置形态良好，形态固定，房水平未见左向右分流。

1 个月、3 个月、6 个月随访时，患者诉头痛逐渐减轻，直至消失。同时复查超声心动图显示封堵器位置、形状及固定良好。12 个月时复查心脏超声及右心声学造影未见异常。

9.6　经验与体会

ICE 的协助使评估更精准。术前，ICE 可从心腔内灵活多切面地寻找 PFO 位置、展示卵圆孔的整体形态；可以多角度更全面地评估卵圆孔裂隙的特点及其与周围毗邻结构的关系,以及其是否存在特殊结构,帮助术者更加精准地选择合适规格的封堵器。术后,ICE可协助术者进一步评估封堵器的形状、位置及有无残余分流,以及对周围结构是否造成影响,提高封堵的近期效果和远期效果。在残余分流评估方面,TEE需要在全身麻醉或局部麻醉且对食管存在损伤的情况下,显著减少射线时间和射线剂量,甚至可以做到零射线。

ICE有助于提高手术的安全性。ICE可实时监测心包情况及术中血栓情况,早发现,早处理,可减少并发症的发生。

局限性:首先,右侧股静脉同侧穿刺后部分患者可能有股静脉继发狭窄或血栓的风险。其次,由于为同一入路途径,术中封堵器在输送导管的操作过程中可能会造成ICE探头位置发生变化,需要反复调整探头位置,增加了操作步骤。再次,目前的ICE导管仅能提供一个二维的心腔内切面,术中需根据实际情况及时调整导管切面,以便能更全面地评估和指导术中操作。

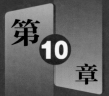

第10章 ICE 指导 PFO 封堵 "冠状窦连接前间隔"

空军军医大学唐都医院　李　波　王芳芳

10.1 病例资料摘要

10.1.1 病史

患者男性,47 岁。因间断头晕 3 个月,再发 20 余天入院。

患者 3 个月前无明显诱因出现头晕不适,伴步态不稳,就诊于我院神经内科,诊断为脑梗死、大脑后动脉轻度狭窄(左侧),给予药物治疗后症状好转,未遗留明显后遗症。20 余天前再次出现上述症状,伴肢体感觉异常及步态不稳,急诊就诊于我院,查头颅 MRI 和弥散加权成像(diffusion weighted imaging,DWI)提示左侧脑桥、桥臂高信号影,考虑急性脑梗死,给予药物治疗后症状好转。本次住院期间行右心声学造影检查结果示房水平静息状态右向左分流(大量)、负荷呼气状态下右向左分流(大量)。为进一步行介入封堵治疗转入我科。

既往高血压 4 年,血压最高 180/90mmHg,口服硝苯地平控释片 30mg、每天 1 次,现血压控制可;糖尿病 4 年,口服二甲双胍片、瑞格列奈片,血糖控制可。无吸烟史,少量饮酒。

10.1.2 体格检查

体温 36.4℃,心率 65 次/分,呼吸 16 次/分,血压 135/72mmHg。

心前区无隆起,心尖无抬举样搏动,各瓣膜区未触及震颤,心界不大,各瓣膜听诊区未闻及病理性杂音。神经内科专科查体:神志清楚,言语流利,四肢肌力及肌张力均正常,吞咽稍困难,左手指指试验、指鼻试验欠稳准,右侧肢体痛觉、温觉、触觉减退。双侧巴宾斯基征阳性、双侧奥本海姆征阳性、双侧查多克征阳性、双侧戈登征阳性。双侧克尼格征、布鲁辛斯基征阴性。

10.1.3 实验室检查

血常规、凝血四项、D-二聚体、肝功能、肾功能、血脂、血糖、脑钠肽等检查均无明显异常。

10.1.4 影像学检查

（1）TTE 左心房略大，肺动脉瓣反流（少量），左心室舒张功能减低（Ⅰ级）。

（2）经胸右心声学造影 静息状态下右向左大量分流，负荷状态下右向左大量分流（图 10.1、图 10.2）。

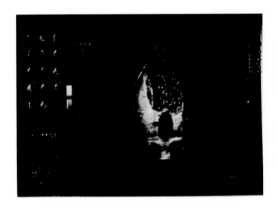

图 10.1 静息状态右向左大量分流

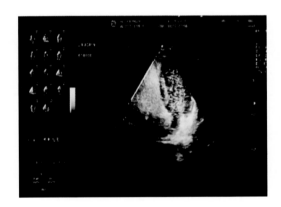

图 10.2 负荷状态右向左大量分流

（3）头颅 MRI 和 DWI 左侧脑桥、桥臂 DWI 高信号影，结合平扫考虑急性脑梗死。左侧小脑半球脑梗死伴软化灶形成；左侧丘脑、右侧豆状核腔隙性脑梗死；左侧额叶皮层下及双侧侧脑室旁脱髓鞘改变；空炮蝶鞍；左侧上颌窦及双侧筛窦炎。

10.2 诊断

先天性心脏病-卵圆孔未闭；脑梗死；高血压 3 级，极高危；糖尿病。

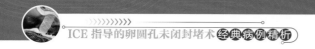

10.3 治疗方案

10.3.1 临床风险评分

临床风险评分 5 分,见表 10.1。

表 10.1　RoPE 量表

特征	评分	得分
无血管疾病危险因素	1 分	
无卒中/短暂性脑缺血发作病史	1 分	1 分
有皮质梗死	1 分	1 分
年龄(18—29 岁)	5 分	
年龄(30—39 岁)	4 分	
年龄(40—49 岁)	3 分	3 分
年龄(50—59 岁)	2 分	
年龄(60—69 岁)	1 分	
年龄(>70 岁)	0 分	
合计		5 分

10.3.2 神经内科、心内科综合诊断（MDT 评估）

本病例急性缺血卒中诊断明确,并且证实了 PFO 的存在,考虑患者反复脑梗死与卵圆孔未闭有关,且右心声学造影行发泡试验见在静息状态下及负荷状态下均呈大量右向左分流。故建议患者行卵圆孔未闭封堵术。

10.4 介入操作过程及结果

10.4.1 手术耗材

6F 血管鞘、11F 血管鞘、右心导管、J 形导丝(150cm)或超滑导丝(260cm)、加硬导丝、9F 输送鞘管、与输送鞘管配套的推送杆、加硬导丝(长 260mm、直径 0.9mm)、卵圆孔未闭封堵器(25/25mm)。

10.4.2　手术过程

（1）常规穿刺后，先尝试常规影像 X 射线透视下 J 形导丝和右心导管均未能通过卵圆孔裂隙进入左心房。遂尝试 ICE 辅助下指导通过未闭的卵圆孔。

（2）ICE 多切面评估。ICE 检查提示在卵圆孔右侧面有层隔膜，多角度检查发现此隔膜与冠状窦相连接。该隔膜导致 J 形导丝不能顺利通过卵圆孔裂隙。ICE 辅助指导下将右心导管回拉至并顶住卵圆窝，成功将 J 形导丝送至左上肺静脉，测量卵圆孔裂隙的长度为 7.2mm、宽度 3.4mm（图 10.3、图 10.4），故术中选择 25/25mm 卵圆孔未闭封堵器。

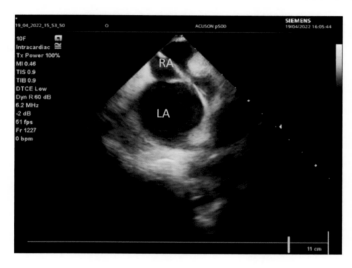

图 10.3　ICE 指导下导丝顺利绕过第一层间隔，进入左心房

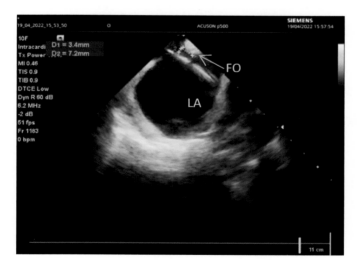

图 10.4　ICE 下左心房短轴切面测量 PFO 的长度和宽度

（3）ICE 指引下进行封堵。交换加硬导丝，封堵器经鞘管送至左心房，固定钢缆，回撤鞘管，ICE 下清晰可见左房盘打开，并将输送鞘和钢缆整体回拉至房间隔（图 10.5）。此时固定钢缆继续回撤鞘管，可见右房盘打开（图 10.6）。

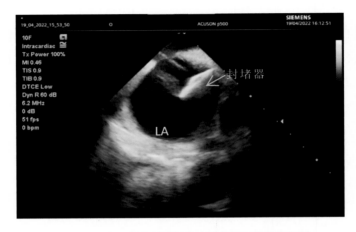

图 10.5　ICE 下清晰可见左房盘打开，拉至房间隔

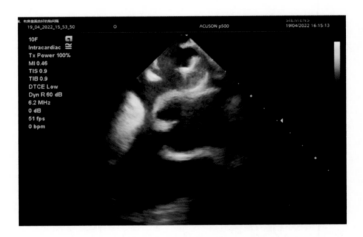

图 10.6　Home View 切面可见双层间隔及封堵器的右心房面贴合

（4）判断封堵效果。反复牵拉试验证实封堵器稳定无误，释放封堵器。封堵器释放后术中行发泡试验，未见右向左分流（图 10.7）。

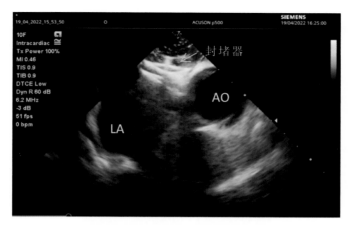

图 10.7　ICE 下发泡试验并显示封堵器与 AO 贴靠良好

10.4.3　释放后评估

封堵器释放后,通过调整 ICE 进行多角度观察及测量,见左房盘、右房盘展开形态良好,且未发现残余分流。在左前斜 45°和头位 20°可见封堵器平行于房间隔呈"工"字形张开;在心尖四腔心切面看到封堵器夹在房间隔两侧(图 10.8)。释放后行发泡试验,负荷状态下未见有右向左分流。

DSA 下见封堵器形态良好(图 10.9)。

射线量使用:39mGy。

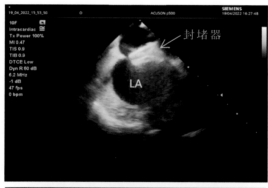

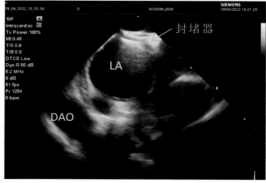

图 10.8　左心房多切面显示封堵器与双层间隔

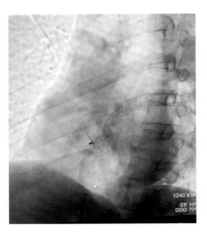

图 10.9　卵圆孔未闭封堵器释放后左侧位影像

10.5　术后情况

10.5.1　术后心电图及用药

复查心电图，与术前相比，无明显变化。口服阿司匹林肠溶片 100mg、每天 1 次，氯吡格雷 75mg、每天 1 次，6 个月。

10.5.2　随访

术后第 3 天复查超声，见封堵器位置形态良好，形态固定，房水平未见左向右分流。

术后 1 个月、3 个月及 6 个月随访时提示封堵器位置良好，未见有残余漏。

10.6　经验与体会

本病例为一中年男性，3 个月前发生脑梗死。经治疗后患者恢复正常，本次入院前 20 天再次出现脑梗死症状。该患者 RoPE 评分 5 分。虽然目前将 RoPE 评分大于 6 分定义为 PFO 相关性卒中，但专家共识中明确指出，不能仅仅靠该评分用于 PFO 患者治疗的选择。患者术前右心声学造影提示该患者在安静休息时卵圆孔就有开放且存在大量右向左分流，在深呼吸后的负荷状态下右向左分流更严重。经与神经内科医师会诊后考虑行 PFO 封堵手术。

因其不能耐受 TEE 检测，术前无法了解卵圆窝的直径、房间隔的直径、隧道的宽度或长度、隧道的入口直径及出口直径，故术中使用 ICE 指导。术中 ICE 下观察到卵圆窝右心房侧有层隔膜，隔膜与冠状静脉窦相连接，考虑为长的冠状静脉窦口，从而影响 J 形导丝的通过。ICE 指导下封堵器未影响冠状静脉开口且封堵器位置及形态均正常。

从本病例的 ICE 使用过程体会到了其指导手术操作的优势：ICE 可更清晰地了解卵圆孔未闭的形态特点，指导封堵器的选择；ICE 可实时指导导丝导管通过卵圆孔，这是TTE 无法做到的；ICE 的实时指导可以更清晰直观地了解房间隔的结构及周围组织情况，帮助选择合适的封堵器，提高手术成功率，减少错误判断释放封堵器后发生封堵器脱落的风险；ICE 可实时观察封堵器释放过程并实时监测心包，确保封堵安全成功。

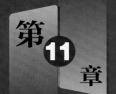

第11章 ICE 指导 PFO 封堵双继发隔

空军军医大学唐都医院　张　薇

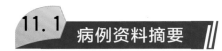

11.1 病例资料摘要

11.1.1 病史

患者男性,26岁。因反复头痛6年余,加重半年就诊。

患者于6年前无明显诱因出现头痛,表现为胀痛,偶有头晕,约半个月1次,每次持续约数分钟,服用"复方羊角颗粒"后缓解,就诊于当地医院完善头颅相关检查,未见明显异常(具体不详)。近半年,患者诉上诉症状加重,表现为出现频率增加,持续时间延长,就诊于当地医院,行右心声学造影可见右向左分流,于我院行 TEE 和右心声学造影示卵圆孔未闭。

既往否认高血压、冠心病、糖尿病病史。

11.1.2 体格检查

血压109/69mmHg,心率78次/分。双肺呼吸音清,心律齐,双下肢无水肿。

11.1.3 实验室检查

血常规检查见血小板计数 330×10^9/L。

肝功能、肾功能、血脂、血糖、凝血系列、电解质、甲状腺功能等检查均未见异常。

11.1.4 影像学检查

(1)常规 TTE　未见明显异常。

(2)TEE 和右心声学造影　卵圆孔未闭,静息状态右向左分流(少量,图11.1),负荷状态右向左分流(中量,图11.2)。

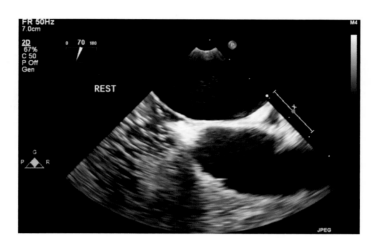

图 11.1 静息状态少量分流

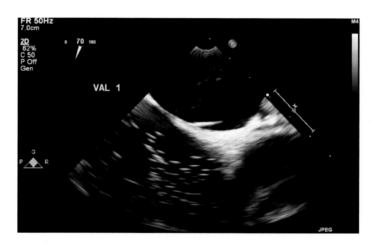

图 11.2 负荷状态中量分流

11.2 诊断

先天性心脏病-卵圆孔未闭；偏头痛。

11.3 治疗方案

神经内科、心内科综合诊断（MDT 评估）：患者为年轻男性，偏头痛症状典型，传统治疗偏头痛的药物无效，严重影响患者生活质量。结合 TEE 和右心声学造影检查结果，高度怀疑 PFO 与偏头痛高度相关。偏头痛本身病因复杂，可能存在封堵后症状改善不明显的情况；同时 TEE 下的右心声学造影提示负荷状态右向左中量分流，有可能因为裂隙偏小，导丝通过有困难而导致封堵不成功。向患者充分说明情况，如有意愿，可考虑封堵 PFO。

11.4 介入操作过程及结果

11.4.1 手术耗材

6F 血管鞘、11F 血管鞘、右心导管、145cm 长导丝、超滑长导丝（260cm）、房间隔穿刺鞘（Curve L1）、Runthrough 导丝（0.36mm×180cm）、ICE 诊断导管。

11.4.2 手术过程

（1）患者平卧位，常规消毒、铺巾，局部麻醉后经皮穿刺右侧股静脉，置入导丝及 6F 导管鞘。

（2）沿 J 形导丝送入右心导管，反复尝试，不能通过卵圆孔未闭处。更换超滑导丝、Runthrough 导丝后反复尝试仍未能通过裂隙，及时启用 ICE 评估腔内解剖结构、明确器械难以通过的原因。

（3）再次穿刺右侧股静脉，置入导丝及 11F 导管鞘，送入 ICE 诊断导管。在 ICE 指示下，各个角度观察卵圆窝，见摆动大，但无明显裂隙。

（4）在左心房短轴切面第二房间隔处可见凸起样结构（图 11.3）；将 ICE 转向左心房长轴切面第二房间隔之上可见长条样稍高回声的组织与间隔同轴，其根部与第二房间隔同源（图 11.4），在此切面继续尝试过导丝，使导丝精准置于卵圆窝处，多次尝试均未见明显裂隙，且不能通过。

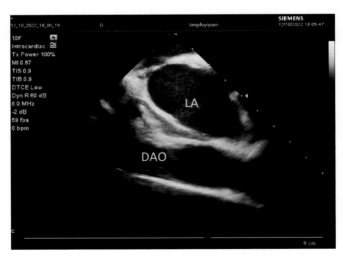

图 11.3　ICE 导管在左心房短轴视图观察 PFO

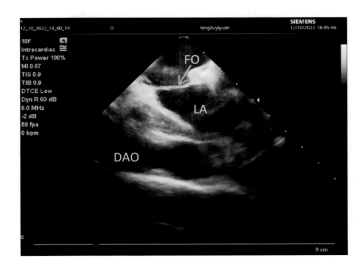

图 11.4　ICE 导管在左心房长轴视图观察 PFO

（5）ICE 下将房间隔穿刺鞘送入卵圆窝处增加支撑，在鞘支撑下送入超滑导丝尝试后依然不能通过（图 11.5、图 11.6）。

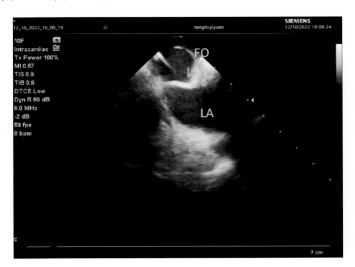

图 11.5　房间隔穿刺鞘支撑下左心房短轴视图观察 PFO

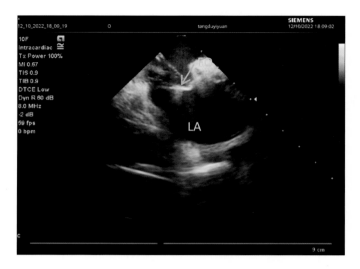

图 11.6　导丝无法顺利通过 PFO 裂隙

尽管考虑患者头痛症状与裂隙存在相关,然而在 ICE 直视指导下封堵碰到的困难如下。①ICE 下未见裂隙,所有器械尝试在卵圆窝位置寻找裂隙均失败。②所有器械要穿过变异的第二房间隔难度很大。③假设 J 形导丝最终通过裂隙,封堵器会受制于变异第二房间隔的长条组织的阻挡而无法顺利封堵(图 11.7)。④上述操作会导致房间隔损伤,反复尝试、思考后终止手术。ICE 仔细观测无心包积液。撤出右心导管,加压止血包扎,手术结束。

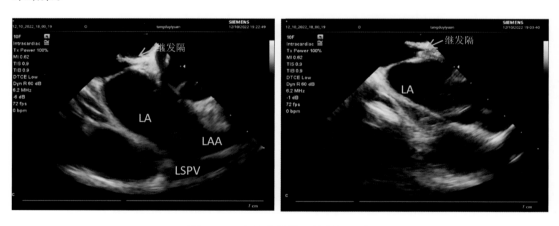

图 11.7　左心房长轴双继发隔回声

11.5　经验与体会

本病例患者为青年男性,主要表现为顽固性头痛合并 PFO,伴有中至大量右向左分流;第一房间隔、第二房间隔呈"搭错样"改变,间隙宽度 2.2mm、长度 16mm,术前考虑到根据 TEE 提示的裂隙宽度,导丝通过可能是存在困难的。在术中也印证了这样的情况,J

形导丝、超滑导丝甚至尝试 PCI 导丝均不能通过 PFO。此时对器械难以通过的原因进行探索为最主要任务。ICE 下分别在短轴、长轴多切面下评估:PFO 第二房间隔结构变异并且明显增厚;裂隙较长(16mm),为长隧道、双继发隔型复杂 PFO。在 ICE 指引下很好地展示卵圆窝,再次使用超强导引鞘支撑、几种导丝下器械也难以通过卵圆窝,考虑到安全问题遂放弃。然而,ICE 在此次操作过程中提供了非常明确的指导,让全程操作可视且直观,在看到 PFO 的清晰解剖后,考虑到安全因素终止手术也是非常合理的选择。

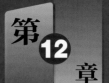

第12章　ICE 指导 PFO 封堵"冗长希阿里氏网"

空军军医大学唐都医院　张　薇

12.1　病例资料摘要

12.1.1　病史

患者男性,47 岁,间断头痛 30 年。

患者 30 年前无明显原因出现间断感头痛,无恶心、呕吐,无视物旋转,无晕厥,无肢体活动功能障碍,多次在当地医院神经内科就诊,未见明显异常;10 天前,再次感头痛发作,在我院行发泡试验示阳性,以卵圆孔未闭收住我科。

既往否认高血压、糖尿病、冠心病病史。

12.1.2　体格检查

体温 36.5℃,血压 127/87mmHg,心率 68 次/分,心律齐,各瓣膜听诊区未闻及病理性杂音。体重 70kg,身高 165cm,体重指数(body mass index,BMI) 25.71kg/m²。

12.1.3　实验室检查

甘油三酯 2.48mmol/L;尿酸 475μmol/L;血常规、肝功能、甲状腺功能、凝血、电解质、尿常规、便常规等检查均未见异常。

12.1.4　影像学检查

(1)常规 TTE　左心房略大。多普勒超声心动图大致正常。

(2)TTE 和右心声学造影　房水平静息状态右向左分流(中量);负荷状态右向左分流(大量)(图 12.1、图 12.2)。

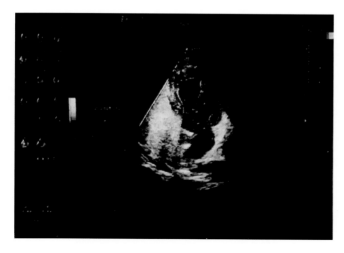

图 12.1　静息状态右向左分流(中量)

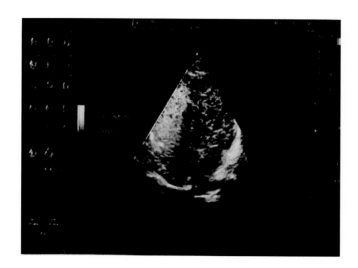

图 12.2　负荷状态帘状微栓子

（3）TEE 和右心声学造影　左心耳呈"菜花状",左心耳内可见梳状肌回声,左心耳内未见明显异常回声附着。CDFI 未见明显异常。左心耳排空速度 100cm/s。第一房间隔、第二房间隔呈"搭错样"改变,静息状态下测得右心房侧开口间隙 2.3mm,左心房侧开口间隙 1.4mm,长度 15.0mm;负荷呼气状态下测得右心房侧开口间隙 9.1mm,左心房侧开口间隙 2.3mm,长度 15.0mm,彩色多普勒血流成像(color Doppler flow imaging,CDFI)示房水平左向右分流。TEE 示卵圆孔未闭,房水平左向右分流,左心耳内未见明确血栓形成图(图 12.3、图 12.4)。

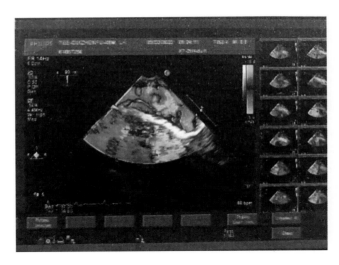

图 12.3　TEE 静息状态 PFO

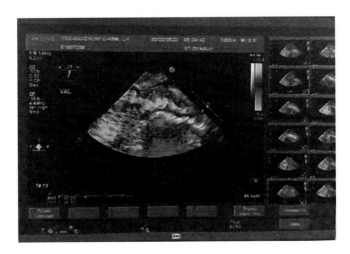

图 12.4　负荷呼气状态 PFO

12.2　诊断

先天性心脏病-卵圆孔未闭；偏头痛。

12.3　治疗方案

神经内科、心内科综合诊断（MDT 评估）：目前认为，偏头痛，尤其是先兆性偏头痛与 PFO 相关，但 PFO 对偏头痛的影响机制尚不明确。但是，越来越多证据表明，封堵 PFO 可以缓解或者改善一部分患者的偏头痛。顽固性头痛的 PFO 封堵治疗已经开展得较为广泛,也逐渐提供了较为丰富的临床封堵经验。对顽固并且严重影响患者生活质量的头痛,PFO封堵提供了一个新的治疗思路。因此,对于此类顽固性偏头痛患者,PFO的明确性检查及确诊后的封堵都是非常必要的。

12.4　介入操作过程及结果

12.4.1　手术耗材

6F血管鞘、11F血管鞘、右心导管、J形导丝(150cm)、加硬导丝(长260mm、直径0.9mm)、9F输送鞘管、与输送鞘管配套的推送杆、卵圆孔未闭封堵器(30/30mm)。

12.4.2　手术过程

(1)局部麻醉下行右侧股静脉穿刺置入6F、11F鞘管。

(2)ICE多切面评估PFO解剖结构。将ICE导管放置到右心房,Home View下观察到下腔静脉欧式嵴处有连接希阿里氏网漂浮于右心房(图12.5)。右心导管置于右心房后,ICE指导右心导管避开希阿里氏网,从而保证希阿里氏网与右心导管无缠绕。随后,稳住ICE手柄、上锁、打P弯,并适当旋转导管充分暴露间隔,顺时针旋转ICE导管至扇、至左心房二尖瓣、心耳切面寻找PFO裂隙(图12.6),测量裂隙开口宽度3.4mm、长度11mm,并可见右向左分流(图12.7)。

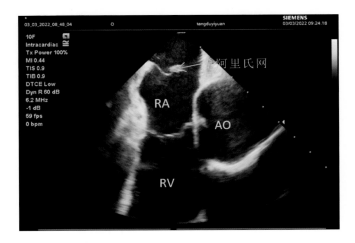

图12.5　Home View位可见冗长希阿里氏网

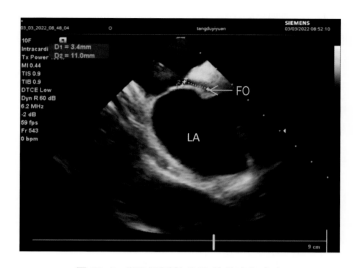

图 12.6　ICE 下测量 PFO 的长度和宽度

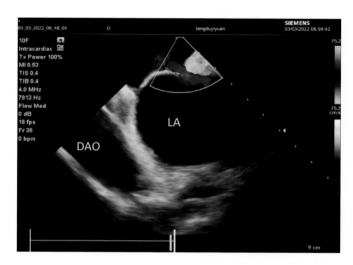

图 12.7　CDFI 提示 PFO 存在

　　(3)建立轨道。ICE 指导下,辅助 DSA,送入右心导管至卵圆孔附近,在 ICE 长轴切面指引下,调整右心导管通过 PFO(图 12.8),并进入左上肺静脉,而后置换加硬导丝进入肺静脉,成功建立轨道。给予全身性肝素化。

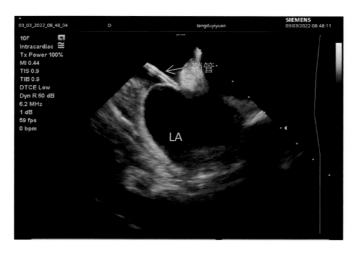

图 12.8　ICE 下鞘管顶住房间隔

（4）ICE 下再次评估。调整 ICE 切面，保证加硬导丝位于肺静脉，并再次评估 PFO 及毗邻结构的相关参数，最重要的是评估希阿里氏网部位。在操作全程中，注意避免器械与希阿里氏网的缠绕。结合术前 TEE 参数和 ICE 测量结果，选择了 30/30mm 卵圆孔封堵器。

（5）ICE 指引下进行封堵。沿加硬导丝，将封堵器输送鞘送入左心房，交换加硬导丝为装载有封堵器的输送系统。封堵器进入左心房后，在 ICE 导管全程直视指导下回撤鞘管，左房盘打开，将左房盘连同输送系统拉向并贴近房间隔，从而完成左房盘释放（图 12.9）。牵拉钢缆保持张力，再次缓慢回撤鞘管，腰部恰好位于卵圆孔中，右房盘打开。右房盘打开过程中，在 ICE 指导下，避免希阿里氏网被封堵器夹住，影响封堵效果。

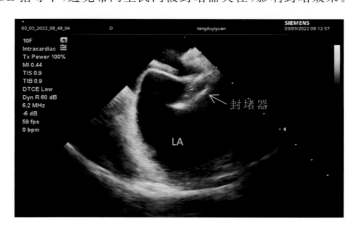

图 12.9　ICE 下左房盘打开，拉至房间隔

（6）判断封堵效果。ICE 指导下进行牵拉-推送试验，观察封堵器形状及位置。封堵器贴合紧密，无右向左分流，不影响二尖瓣、三尖瓣及主动脉瓣开放及闭合等（图 12.10）。

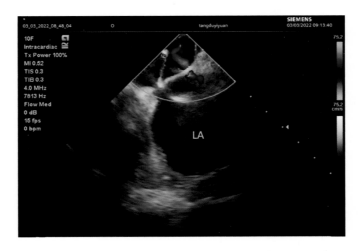

图 12.10 ICE 下牵拉试验及 CDFI 验证

12.4.3 释放后评估

在牵拉试验测试稳定性结束后,从封堵器上松解钢缆,封堵器成功释放。再次于 ICE 下进一步评估,封堵器形状及位置良好,无残余分流(图 12.11)。

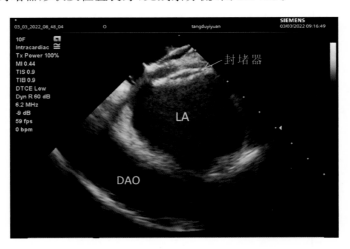

图 12.11 ICE 下双房切面显示封堵器夹闭良好

射线量使用:33mGy。

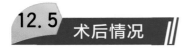

12.5.1 术后心电图及用药

术后持续心电监护 12 小时。复查心电图,与术前相比,无明显变化。口服阿司匹林

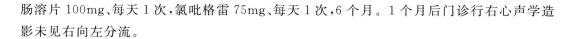

肠溶片 100mg、每天 1 次,氯吡格雷 75mg、每天 1 次,6 个月。1 个月后门诊行右心声学造影未见右向左分流。

12.5.2 随访

术后 3 个月、6 个月复查心脏超声封堵器位置形态良好,未见异常血流。

12.6 经验与体会

　　希阿里氏网是胚胎发育中下腔静脉和冠状窦吸收不完全而残存于右心房内的条索状组织或呈网状的残留组织结构,有可能在操作中缠绕右心导管或附着于卵圆窝部位遮挡裂隙或影响导管或导丝通过,或与器械缠绕甚至需开胸取出。ICE 可以明确希阿里氏网形态结构,避免上述情况的发生。在操作的全过程中,ICE 可以指导器械避开希阿里氏网,释放右房盘时并可以避免其被封堵器夹住,影响封堵效果。因此,在 ICE 辅助下,精准地识别出希阿里氏网,从而从各个环节避免其对手术带来的影响成为此病例顺利完成的前提。

第13章 ICE 指导合并巨大房间隔膨出瘤 PFO 封堵

空军军医大学唐都医院　张　薇

13.1 病例资料摘要

13.1.1　病史

患者男性,53 岁。因发作性心慌、气短、头晕 3 年,加重 1 月余入院。

患者发作性心慌、气短、头晕 3 年,加重 1 月余。患者于 3 年前开始在劳作中出现心慌、气短、头晕,未引起足够重视。1 月余前上述症状加重,就诊于县医院,诊断为甲状腺功能亢进症,住院治疗好转后出院。4 天前,心慌、气短、头晕再次加重,就诊于外院行经颅多普勒超声(transcranial Doppler,TCD)发泡试验检查,检测单通道(右侧大脑中动脉)单深度(55mm),注射激荡盐水后静息状态下未检测到微栓子信号;行 Valsalva 动作后 10 秒内检测到大量(淋雨状)微栓子信号。诊断为先天性卵圆孔未闭。为求治疗,今来我院。门诊以冠心病,卵圆孔未闭收住我科。

既往甲状腺功能亢进症病史 3 年。吸烟 20 余年,2 包/日。否认高血压、糖尿病、冠心病病史。

13.1.2　体格检查

体温 36.3℃,心率 70 次/分,血压 110/70mmHg。

13.1.3　实验室检查

(1)甲状腺功能　促甲状腺激素小于 0.001μU/ml(↓),抗甲状腺过氧化物酶自身抗体 757U/ml(↑),甲状腺球蛋白抗体 597U/ml(↑)。

(2)肝功能　直接胆红素 6.03μmol/L(↑)。

(3)电解质　血钾 3.46mol/L(↓)。

(4)心肌损伤标志物　肌酸激酶同工酶 2.45ng/ml(↑),肌红蛋白 1029ng/ml(↑)。

(5)血常规、凝血、肾功能、血脂　均未见异常。

13.1.4　影像学检查

(1)TTE　房间隔中部菲薄,呈瘤样突向右心房侧,基底宽约 29mm,瘤深 17mm(图

13.1），CDFI 示房水平未见明显分流（图 13.2）。结论：房间隔膨出瘤，房水平未见异常分流；左心房略大。

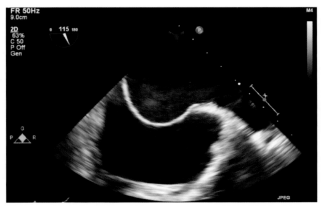

图 13.1　TTE 下可见房间隔膨出瘤

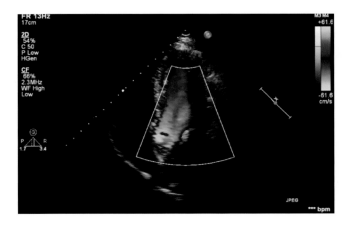

图 13.2　TTE 下房水平未见明显分流

（2）TEE 和右心声学造影　卵圆孔未闭，静息状态右向左分流（少量），负荷状态右向左分流（中量）；左心耳内未见明确血栓；房间隔膨出瘤形成（图 13.3）。

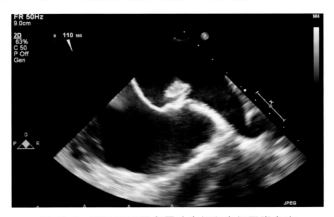

图 13.3　TEE 下可见卵圆孔未闭和房间隔膨出瘤

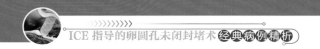

(3)普通心电图 窦性心律,正常心电图。

13.2 诊断

先天性心脏病-卵圆孔未闭;冠状动脉粥样硬化性心脏病。

13.3 治疗方案

神经内科、心内科综合诊断(MDT 评估):患者第二房间隔冗长且菲薄,同时第一房间隔与第二房间隔下部未融合,形成裂隙;由于房间隔膨出瘤的存在会导致右向左分流量的增加,导致不明原因卒中的升高,建议封堵 PFO 的同时夹合冗长的膨出瘤。患者为中年男性,有长期吸烟史,同时有心慌气短症状,建议同时行冠状动脉造影。

13.4 介入操作过程及结果

13.4.1 手术耗材

6F 血管鞘、11F 血管鞘、5F TIG 造影导管、右心导管、J 形导丝(150cm)加硬导丝、9F输送鞘管、Curve L1 的心内导引鞘、与输送鞘管配套的推送杆、加硬导丝(260mm)、三维诊断超声导管、卵圆孔未闭封堵器(18/25mm)。

13.4.2 手术过程

(1)冠状动脉造影。使用 Seldinger 法穿刺右侧桡动脉并置入 6F 鞘管,按常规剂量应用肝素。沿导引钢丝放置多功能造影导管至左冠状动脉口、右冠状动脉口,行常规体位造影。冠状动脉造影示左前降支中段狭窄 40%,右冠状动脉近端狭窄 20%。诊断为冠状动脉粥样硬化。

(2)经皮穿刺右侧股静脉,置入导丝及 6F 导管鞘,再穿刺右侧股静脉,置入导丝及 11F导管鞘。于 6F 导管鞘送入右心导管至右心房,再于 11F 导管鞘送入 ICE 诊断导管。

(3)ICE 多切面评估 PFO 解剖结构。ICE 调整至 Home View 位即可见巨大的房间隔膨出瘤,呈 270°突向右心房(图 13.4),并且随着心跳呈"舞蹈样"大幅度摆动(图 13.5)。左心房短轴可见 PFO 与裂隙角度大,几乎成垂直状(图 13.6)。同时可见右向左分流,ICE指导下静息状态发泡试验未见明显分流(图 13.7、图 13.8)。

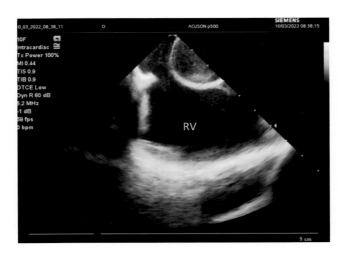

图 13.4 ICE 下 Home View 位可见巨大的房间隔膨出瘤

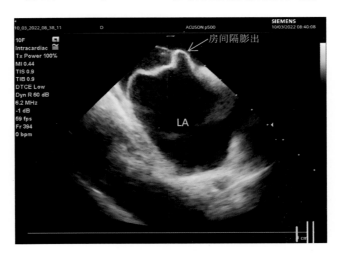

图 13.5 ICE 下可见房间隔冗长且摆动幅度大

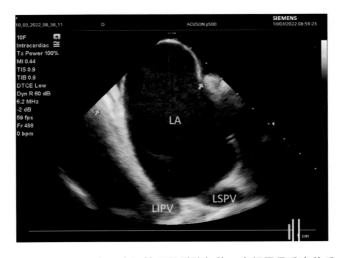

图 13.6 ICE 下左心房短轴可见裂隙与第二房间隔呈垂直关系

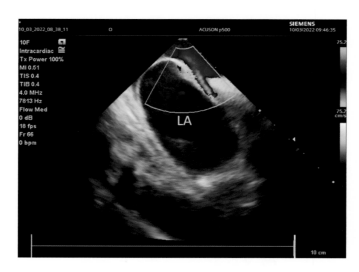

图 13.7　ICE 下 CDFI 可见分流束

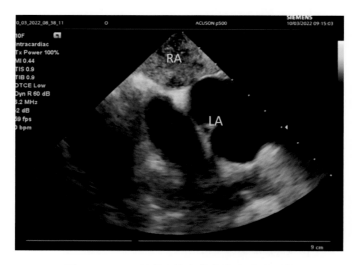

图 13.8　ICE 下观察静息状态发泡试验阴性

　　(4)建立轨道、封堵。将右心导管在 ICE 指引下导丝与导管被冗长且摆动幅度较大的房间隔膨出瘤所影响,导致导丝、导管被随着心跳大幅摆动的房间隔膨出瘤所遮挡,很难到达裂隙处,多次尝试后均无法通过。更换支撑力更强的房间隔穿刺鞘,支撑下顶住裂隙(图 13.9),J 形导丝穿过裂隙,至右上肺静脉(图 13.10),交换加硬导丝。送入 10F 输送鞘导丝至左心房,送入 18/25mm 卵圆孔未闭封堵器至左心房,后撤鞘管。打开封堵器左房盘,后撤输送系统至卵圆孔处。打开封堵器右房盘,释放右房盘后 ICE 可见封堵器封堵 PFO,同时左房盘、右房盘很好地夹合膨出瘤。

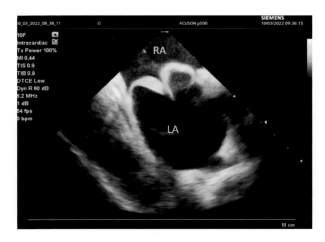

图 13.9 ICE 下可见穿刺鞘顶在膨出瘤

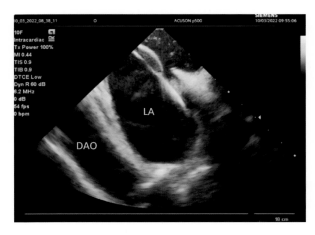

图 13.10 ICE 下可见导丝进入左心房

（5）ICE 下可见封堵器位置正确，经牵拉试验测试，稳固、牢靠（图 13.11）。释放封堵器，撤出输送系统，加压止血包扎，手术结束。

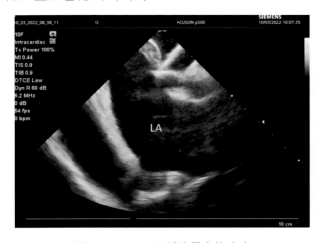

图 13.11 ICE 下封堵器牵拉试验

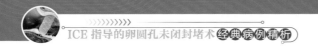

13.4.3 释放后评估

在牵拉试验测试稳定性结束后,松解钢缆,封堵器成功释放。

ICE 下见左房盘、右房盘均紧贴间隔,房间形态良好,形态良好(图 13.12)。

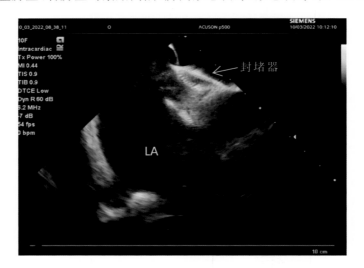

图 13.12　ICE 下观察释放后封堵器

射线量使用:43mGy。

13.5　术后情况

13.5.1　术后心电图及用药

术后持续心电监护 12 小时。心电图呈阵发性房颤。给予胺碘酮注射液静脉泵注后转复窦律。给予阿司匹林肠溶片 100mg、每天 1 次,硫酸氢氯吡格雷 75mg、每天 1 次,阿托伐他汀钙片 20mg、每晚 1 次,盐酸胺碘酮片 100mg、每天 1 次。1 个月后进行门诊随访。

13.5.2　随访

1 个月随访时,患者诉头晕症状明显减轻。同时复查超声心动图,显示封堵器位置、形状及固定良好。

13.6　经验与体会

房间隔膨出瘤指房间隔局部发育异常,变薄、松弛,并呈瘤样向压力低的一侧心房膨出。多数房间隔膨出瘤会合并 ASD。有报道指出,房间隔膨出瘤合并 ASD 的患者易伴发脑血管栓塞,所以对于此种畸形更应积极治疗。与普通 ASD 介入封堵不同,由于膨出瘤独特的解剖特点,对膨出瘤合并 ASD 的患者,应使用有针对性的封堵策略。治疗时不仅要封堵缺损,同时封堵器还要遮蔽发育异常的膨出瘤且抱夹在正常的房间隔上。介入治疗的关键是精确测定缺损及膨出瘤的解剖情况。ICE 下的精确测量和封堵器的定位卵圆孔未闭封堵器没有中央腰部结构,仅以直径 3mm 的圆柱连接两房盘片,圆柱结构可以放置在筛板状的小缺损中而不过度挤压局部组织,封堵器的固定则依靠房盘片抱夹正常的房间隔。本病例是在 ICE 指导下使用卵圆孔未闭封堵器的病例,封堵器位置居中,房盘片完全抱夹在正常的房间隔组织上,隔绝膨出瘤,无残余分流且位置牢固,完美呈现了化难为易、精准治疗的理念。

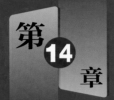

第14章 ICE 指导筛孔型房间隔缺损封堵

空军军医大学唐都医院　牛晓琳

 病例资料摘要

14.1.1　病史

患者女性,54 岁。因间断胸闷、气短 2 年,再发半个月就诊。

患者 2 年前出现胸闷、气短,活动后加重,不伴胸痛、黑矇、晕厥;无头昏、恶心、呕吐;无咳嗽、咳痰、气喘;半个月前胸闷、气短再次发作,于当地医院就诊,心脏彩超发现房间隔缺损。

既往否认高血压、糖尿病、脑梗死或脑出血、房颤;无烟酒嗜好。

14.1.2　体格检查

血压 107/69mmHg,心率 71 次/分,呼吸 18 次/分。身高 163cm,体重 70kg,BMI 26.35kg/m²。双肺呼吸音粗,未闻及干、湿啰音。双下肢无水肿。

14.1.3　实验室检查

血常规、肝功能、肾功能、血脂、血糖、凝血系列、电解质、甲状腺功能等检查均未见异常。

14.1.4　影像学检查

(1)常规 TTE　先天性心脏病,房间隔中部可见多处回声失落,胸骨旁四腔切面显示最大失落范围 16mm,回声失落中心可见强回声光带分隔;剑突下切面卵圆窝处可见左向右细小斜行分流,房间隔另可见多处左向右分流。超声检查提示房间隔缺损(多孔型),房水平左向右分流,建议行 TEE 进一步检查,判断具体缺损数目及类型;卵圆孔未闭,房水平左向右分流;右心房、右心室大,左心房略大;三尖瓣轻-中度关闭不全;肺动脉高压(轻度)。

(2)TEE　房间隔中上段可见回声失落,45°最大回声失落范围约 19mm;90°最大回声失落范围约 24mm;113°最大回声失落范围约 17.1mm,上腔静脉缘约 10mm,下腔静脉缘约 25mm,三维超声检查显示最大回声失落范围约 27.1mm×19.8mm,房间隔中上部回声失落处可见一分隔样结构,呈"筛孔样";第一房间隔、第二房间隔呈"搭错样"改变,测得右心房面间隔 4.0mm,中部间隔 3.0mm,左心房面间隔 1.0mm,长度 26mm。超声检查提示先天性心脏病,房间隔缺损(继发孔型),房水平左向右分流;卵圆孔未闭,房水平左向右分流;主动脉无冠窦扩张;左心耳内未见明确血栓形成(图 14.1 至图 14.3)。

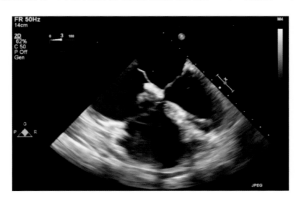

图 14.1　房间隔中部可见多处回声失落,回声失落中心可见强回声光带分隔

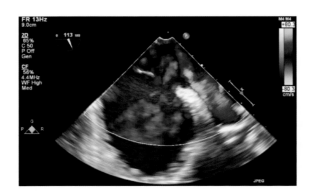

图 14.2　CDFI 可见卵圆窝处左向右细小斜行分流;房间隔另可见多处左向右分流

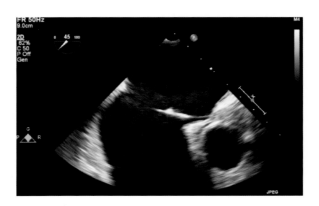

图 14.3　房间隔中上部回声失落处可见一分隔样结构,呈"筛孔样"

(3)心电图检查　窦性心律,一度房室传导阻滞,完全性右束支传导阻滞(图 14.4)。

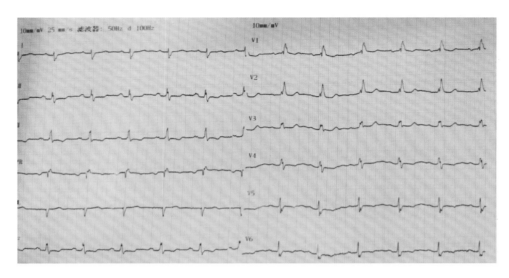

图 14.4　入院时心电图

14.2　诊断

先天性心脏病（先天性房间隔缺损、先天性卵圆孔未闭）；肺动脉轻度高压；心律失常（一度房室传导阻滞、完全性右束支传导阻滞）。

14.3　治疗方案

患者无脑梗死、缺血性脑卒中、短暂性脑缺血发作、偏头痛相关病史。术前检查提示多孔型房间隔缺损合并卵圆孔未闭，且房间隔缺损为中等大小，拟行房间隔缺损封堵术。

14.4　介入操作过程及结果

14.4.1　手术耗材

6F 血管鞘、11F 血管鞘、右心导管、J 形导丝（150cm）或超滑导丝（260cm）、加硬导丝、9F 输送鞘管、与输送鞘管配套的推送杆、加硬导丝（长 260mm，直径 0.9mm）、三维诊断超声导管、房间隔缺损封堵器（30mm）。

14.4.2　手术过程

（1）局部麻醉下穿刺左侧股静脉。沿左侧股静脉送入右心导管和 J 形导丝。导丝顺利通过房间隔到达左上肺静脉。

（2）为进一步确认导丝过隔是通过大孔房间隔缺损，遂穿刺右侧股静脉置入 ICE 导管至右心房,发现导丝经过上方小缺损通过房间隔,并非经过大孔房间隔缺损。撤出导丝。

(3)ICE下多角度(长轴、短轴)观察。房间隔中部可见回声失落,大小约24mm,第二房间隔处可见一小束过隔血流;考虑为双孔房间隔缺损;未见心包积液(图14.5、图14.6)。因两处缺损距离较大,且上方缺损分流量很小,遂打算选择稍大房间隔缺损封堵器,封堵大孔房间隔缺损。

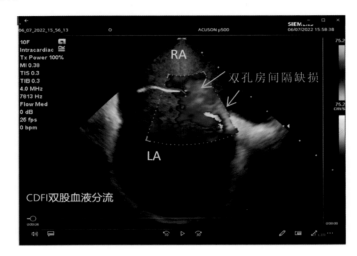

图 14.5　ICE 导管在左心房短轴视图可见双孔房间隔缺损及双股血液分流

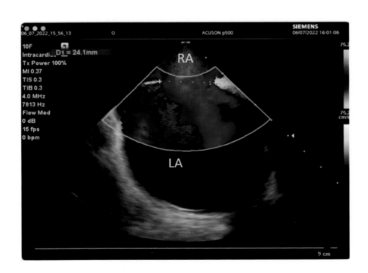

图 14.6　ICE 导管在左心房短轴视图测量房间隔缺损参数信息

(4)在ICE指导下,将J形导丝顺利通过大孔房间隔缺损,送至左上肺静脉,沿导丝送入右心导管,交换2m加硬导丝,沿交换导丝送入12F输送鞘至右上肺静脉。

(5)沿鞘管经缺损处送入30mm房间隔缺损封堵器,释放左房盘并逐渐拉至缺损处,进一步牵拉并释放右房盘,TTE及ICE下可见封堵器位置正确,形态满意,房水平上、下两处过隔血流均消失,三尖瓣开闭正常,封堵效果良好,经牵拉试验测试稳固、牢靠,释放封堵器,撤出输送系统,加压止血包扎伤口(图 14.7 至图 14.10)。

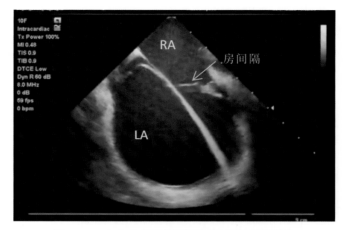

图 14.7　左心房短轴暴露间隔面指导封堵操作

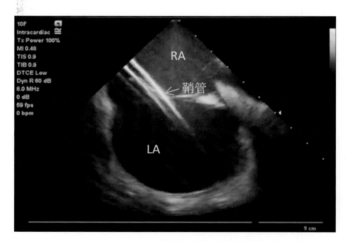

图 14.8　左心房短轴暴露间隔面指导长鞘过左心房

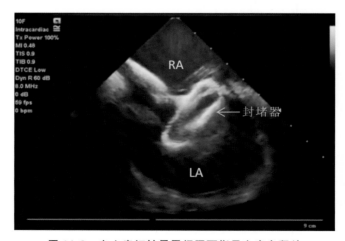

图 14.9　左心房短轴暴露间隔面指导左房盘释放

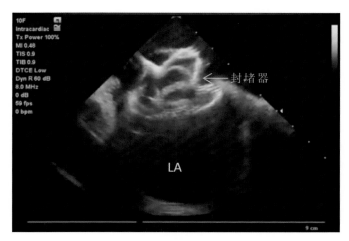

图 14.10　左心房短轴暴露间隔面指导右房盘释放

14.4.3　ICE 下多角度评估测量

ICE 下结构、血流：封堵器封堵大孔房间隔缺损，随着封堵器的置入，对房间隔挤压，小缺损处血流均消失（图 14.11）。

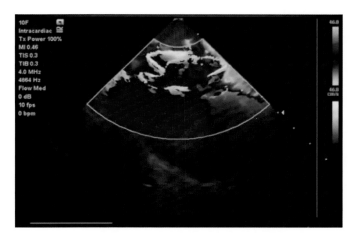

图 14.11　释放后 CDFI 查看无彩色分流

14.4.4　释放后评估

在牵拉试验测试稳定性结束后，从封堵器上松解钢缆，封堵器成功释放。再次于 ICE 下进一步评估，封堵器形状及位置良好，无残余分流。

射线下形态：如图 14.12 所示。

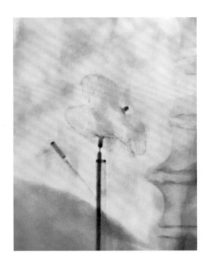

图 14.12　释放后封堵器形态

释放后心包评估：无心包积液。

射线量使用：38mGy。

14.5　术后情况

14.5.1　术后心电图及用药

术后持续心电监护 12 小时。复查心电图，与术前相比，无明显变化。口服阿司匹林肠溶片 100mg、每天 1 次，6 个月；安立生坦，每天 1 片，长期。

14.5.2　随访

术后第 3 天复查超声，见封堵器位置形态良好，形态固定，房水平未见左向右分流（图 14.13）。

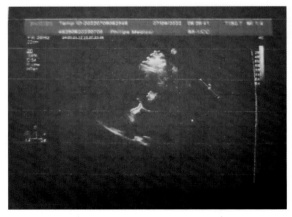

图 14.13　术后第 3 天心脏彩超

1个月、3个月、6个月随访时复查超声心动图显示封堵器位置、形状及固定良好。12个月时需要复查心脏超声及右心声学造影。

14.6 经验与体会

患者术前 TTE 及 TEE 提示房间隔缺损（筛孔型）合并卵圆孔未闭。因患者无缺血性脑卒中、短暂性脑缺血发作及偏头痛病史,故手术计划仅封堵大孔房间隔缺损。术中导丝过隔后,X 射线下观察不能确定导丝通过位置,遂选择 ICE 指导。

ICE 下清晰地显示导丝是通过上方小孔房间隔缺损,并不是通过大孔房间隔缺损,遂撤出导丝。ICE 多角度观察,发现并非为房间隔缺损合并卵圆孔未闭,而是双孔房间隔缺损,一处位于房间隔中部,一处位于高位第二房间隔处。经 ICE 精准指导,顺利封堵大孔房间隔缺损,术后观察封堵器位置、形态良好,两处过隔血流均消失,考虑与封堵器间接挤压上方小孔房间隔缺损有关。

对于多孔房间隔缺损或者房间隔缺损合并卵圆孔未闭,术中 ICE 指导很有必要。

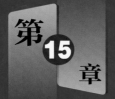
ICE 指导摆动幅度大的房间隔膨出瘤 PFO 封堵

空军军医大学唐都医院　牛晓琳

15.1 病例资料摘要

15.1.1 病史

患者男性,50 岁。

患者 2 个月前突发言语不利、记忆力减退,外院头颅 MRI 和 DWI 提示左侧额叶、顶、枕叶及皮层下新鲜梗死灶,双侧脑室旁少许缺血灶。脑血管造影示左侧大脑中动脉 M1 段闭塞。头颅 TCD 发泡试验示阳性(＋＋＋),TEE 可见卵圆孔未闭,房水平双向分流。发现血压升高 2 个月,最高血压 162/112mmHg,未规律服药及监测血压。

既往否认高血压、糖尿病、房颤病史。否认吸烟史。

15.1.2 体格检查

血压 162/112mmHg,心率 82 次/分,心律齐,各瓣膜听诊区未闻及杂音,双下肢无水肿。四肢活动自如,病理征(－)。BMI 32.45kg/m²。

15.1.3 实验室检查

血常规、肝功能、肾功能、血脂、血糖、凝血系列、电解质、甲状腺功能等检查均未见异常。

15.1.4 影像学检查

(1)常规 TTE　主动脉冠状窦扩张,多普勒超声心动图大致正常。

(2)TEE 和右心声学造影　第一房间隔、第二房间隔呈"搭错样"改变(图 15.1),静息状态下左心房侧间隙 3.0mm,中间间隙 3.8mm,右心房侧间隙 6.7mm;Valsalva 动作后右心房侧间隙 9.8mm,中间间隙 8.1mm,左心房侧间隙 5.8mm,长度 25mm。CDFI 示房水平双向分流。超声检查提示卵圆孔未闭,房水平双向分流,左心耳内未见明显血栓形成。

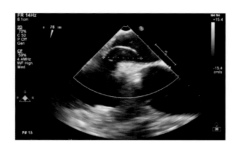

图 15.1　第一房间隔、第二房间隔呈"搭错样"改变

　　(3)头颅 TCD 发泡试验　监测右侧大脑中动脉双深度(55～60mm)血流信号,注射激荡盐水静息状态下及行 Valsalva 动作后 10 秒内监测到大量(帘状)微栓子信号。超声检查提示发泡试验阳性(＋＋＋)(图 15.2)。

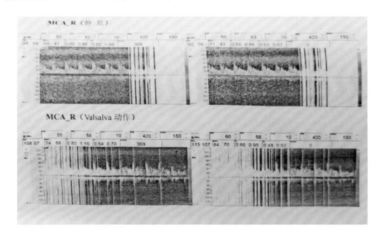

图 15.2　Valsalva 动作后帘状微栓子信号

　　(4)头颅 MRI、DWI 和 MRA　①左侧半卵圆中心、额叶脑梗死,左侧额叶、顶叶软化灶,双侧筛窦炎;②左侧大脑中动脉 M1 段局部管腔狭窄,余头颅 MRA 未见异常。

15.2　诊断

　　先天性心脏病-卵圆孔未闭;脑梗死。

15.3　治疗方案

15.3.1　临床风险评分

　　临床风险评分 7 分,见表 15.1。

表 15.1　RoPE 量表

特征	评分	得分
无高血压病史	1 分	1 分
无糖尿病病史	1 分	1 分
无卒中/短暂性脑缺血发作病史	1 分	1 分
无吸烟史	1 分	1 分
皮层梗死	1 分	1 分
年龄（18—29 岁）	5 分	
年龄（30—39 岁）	4 分	
年龄（40—49 岁）	3 分	
年龄（50—59 岁）	2 分	2 分
年龄（60—69 岁）	1 分	
年龄（>70 岁）	0 分	
合计		7 分

15.3.2　神经内科、心内科综合诊断（MDT 评估）

建议：患者脑缺血、卒中诊断明确，然而缺乏脑卒中常见的危险因素，TTE 及 TEE 均发现 PFO 的存在，既往无明确危险因素，头颅 TCD 发泡试验提供了 PFO 形成的矛盾性栓塞与缺血性脑卒中之间的关联，为患者提供了完整而有力的临床证据链。同时，患者 RoPE 评分大于 6 分；结合相关检查结果，参考近期国际循证医学证据，建议积极行卵圆孔未闭封堵术，可降低患者再次卒中的风险。

15.4　介入操作过程及结果

15.4.1　手术耗材

6F 血管鞘、11F 血管鞘、右心导管、145cm 长导丝、9F 输送鞘管、与输送鞘管配套的推送杆、加硬导丝（长 260cm，直径 0.9mm），卵圆孔未闭封堵器（30/30mm）。

15.4.2　手术过程

（1）局部麻醉下行右侧股静脉穿刺。置入 6F 鞘管、11F 鞘管；送入 ICE 诊断导管。

（2）ICE 下可见左心房短轴过隔血流 4.9mm，裂隙至上缘距离 28.7mm，裂隙长度 10.1mm。房间隔摆动大，考虑存在房间隔膨出瘤。选择 30/30mm 卵圆孔未闭封堵器（图

15.3、图15.4）。

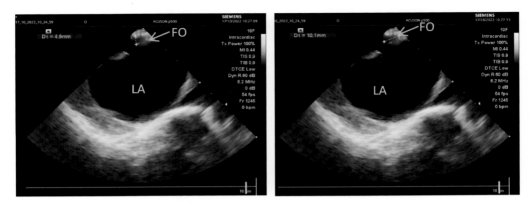

图 15.3　ICE 导管在左心房短轴视图测量 PFO 参数信息

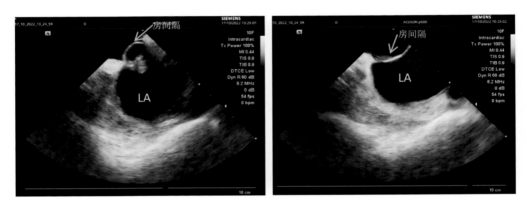

图 15.4　ICE 导管在左心房短轴视图发现间隔摆动大

（3）沿导管送入 260cm 加硬导丝至左上肺静脉，再沿导丝送 9F 输送鞘将至左心房。

（4）沿鞘管经缺损送入 30/30mm 卵圆孔未闭封堵器，释放左房盘、右房盘，牵拉封堵器，并调整封堵器位置，经 ICE 再次全方面评估（图 15.5、图 15.6）。

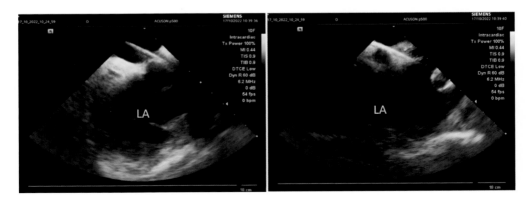

图 15.5　ICE 在左心房短轴暴露间隔面指导封堵操作

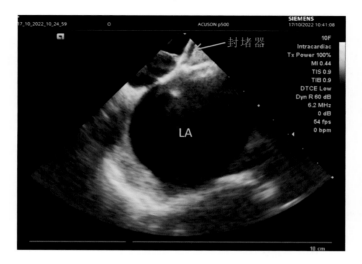

图 15.6　ICE 左心房短轴观察牵拉封堵器

15.4.3　释放后评估

牵拉封堵器,并调整封堵器位置,ICE 探查封堵器位置正常,形态满意,房间隔未随心动周期摆动,房水平分流消失,发泡试验示阴性,三尖瓣开闭正常,封堵效果良好,牵拉试验确定固定牢靠(图 15.7、图 15.8)。

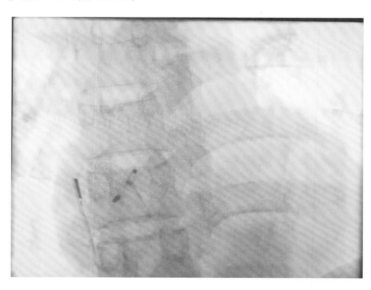

图 15.7　X 射线下封堵器释放后形态

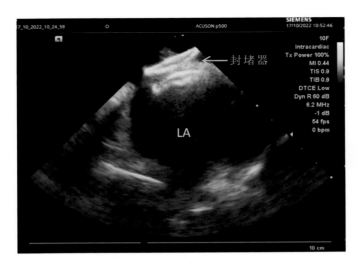

图 15.8 ICE 导管左心房短轴观察封堵器释放后形态

ICE 下结构、血流、发泡试验：无过隔血流，发泡试验阴性（图 15.9）。

射线下形态：图 15.7。

释放后心包评估：无心包积液。

射线量使用：38mgy。

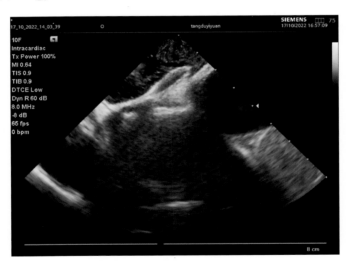

图 15.9 ICE 导管左心房短轴进行发泡试验

15.5 术后情况

15.5.1 术后心电图及用药

（1）持续心电监护 12 小时，复查心电图，与术前相比无明显变化；阿司匹林肠溶片

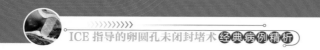
ICE 指导的卵圆孔未闭封堵术经典病例精析

0.1g/d,1年;硫酸氢氯吡格雷片75mg/d,6个月;瑞舒伐他汀每晚10mg,长期服用。

15.5.2 随访

术后1天心脏彩超见封堵器位置形态良好,未见异常血流。

余随访时间及注意事项同标准要求。

15.6 经验与体会

房间隔瘤是一个与卒中密切相关的解剖学因素,由于存在异常形态的房间隔,当血流进入心房时,膨出区域血流流速低,形成涡流,容易形成血栓而且血栓易附着于瘤体本身,当同时存在PFO时,更加大了卒中的风险。因此将房间隔瘤和卵圆孔未闭一起封堵是治疗的关键。其封堵器的选择要求同时依靠两侧盘面包围遮盖两端房间隔组织,同时封堵裂隙,而且不对于局部组织造成挤压。

本病例在ICE的精确指导、测量下选择30/30mm卵圆孔未闭封堵器进行封堵,同时兼顾封堵裂隙和遮盖膨出瘤。其封堵术后双向分流被阻断,封堵器介入效果满意。相对于房间隔缺损封堵器来说,其较小的腰部结构减轻了对于局部组织的挤压,在一定程度上减少了房室传导阻滞的发生。

第16章 ICE 指导裂隙偏后合并主动脉转位 PFO 封堵

空军军医大学唐都医院　冯　品

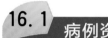

16.1 病例资料摘要

16.1.1　病史

患者男性,51 岁。因间断头痛 4 月余就诊。

患者于 4 月余前开始无诱因出现头痛,呈抽痛,间断性发作,多位于右侧,持续几小时不等,经休息后可自行缓解。无头晕、黑矇、耳鸣、晕厥等。曾就诊于外院,查头颅 MRI 未见异常,头颅 TCD 发泡试验阳性(+),心脏彩超示卵圆孔未闭。为进一步治疗再次就诊。

既往体健,无慢性病史。吸烟 30 年,20~40 支/日,否认饮酒史。

16.1.2　体格检查

血压 116/78mmHg,窦性心律,心率 75 次/分,心律齐,各瓣膜听诊区未闻及病理性杂音。

16.1.3　实验室检查

血常规、肝功能、肾功能、血脂、血糖、凝血系列、电解质、甲状腺功能等检查均未见异常。

16.1.4　影像学检查

(1)TCD 发泡试验　阳性(+)。

(2)TTE　二维超声心动图大致正常,多普勒超声心动图大致正常,房水平静息状态右向左分流(少量),负荷呼气状态右向左分流(少量)(图 16.1)。

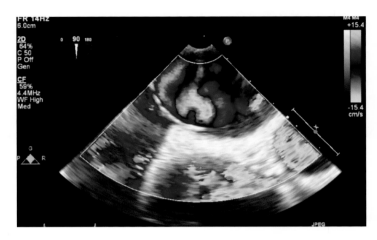

图 16.1　多普勒超声下静息状态少量右向左分流

（3）TEE 和右心声学造影　卵圆孔未闭，静息状态右向左分流（少量），负荷呼气状态右向左分流（少量）。（嘱患者行 Valsalva 动作，同时推注激荡生理盐水，2 个心动周期内左心房腔内探及造影剂微气泡回声 5～8 个）（图 16.2）。

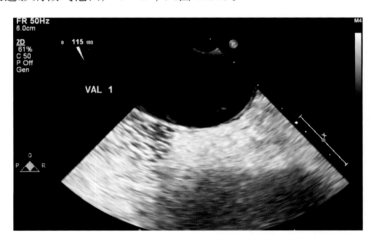

图 16.2　右心声学造影负荷呼气状态少量右向左分流

（4）头颅 CT 或 MRI　均未见明显异常。

16.2　诊断

先天性心脏病-卵圆孔未闭；偏头痛。

16.3　治疗方案

神经内科、心内科综合诊断（MDT 评估）：患者中年男性，长期偏头痛病史，头颅 MRI

平扫未见明显异常。TEE 提示卵圆孔未闭,右心声学造影 Valsalva 动作后右向左少量分流;考虑偏头痛症状可能与卵圆孔未闭有关,建议行卵圆孔未闭封堵术。

16.4 　介入操作过程及结果

16.4.1 　手术耗材

6F 血管鞘、11F 血管鞘、右心导管、J 形导丝(150cm)、超滑导丝(260cm)、加硬导丝、卵圆孔未闭封堵器(25mm)及其配套输送鞘(9F)、房间隔穿刺鞘(Curve L1)、输送钢缆。

16.4.2 　手术过程

(1)本病例手术最初是在 X 射线透视下操作,将 J 形导丝及右心导管送入右心房,反复尝试 J 形导丝及右心导管均未能通过卵圆孔,考虑右心导管支撑力不够。

(2)更换支撑力强的房间隔穿刺鞘 SL 1.0 鞘管支撑下,使用超滑导丝,并嘱患者行 Valsalva 动作的同时进行尝试,仍未能通过卵圆孔。为了明确 PFO 解剖结构、增加操作的可视性及安全性,决定启用 ICE 指导。

(3)ICE 多切面评估 PFO 解剖结构。反复调整 ICE 扇面,左心房短轴常规切面更靠后的切面位置才能看到卵圆孔裂隙,在 ICE 下可见该患者的卵圆孔裂隙的长度为9.3mm,右心房面裂隙开口到房间隔上缘的距离16.5mm,为位置偏后且长隧道型 PFO(图 16.3),并可见血流通过裂隙(图 16.4),此患者还可见到 AO 增粗及转位(图 16.5)。根据以上特征,可将房间隔穿刺鞘管在卵圆窝位置顺时针旋转转向更偏后的位置,使其到达卵圆孔裂隙位置,在 ICE 指导下超滑导丝顺利通过未闭的卵圆孔至左心房(图 16.6),并将超滑导丝置于左上肺静脉。

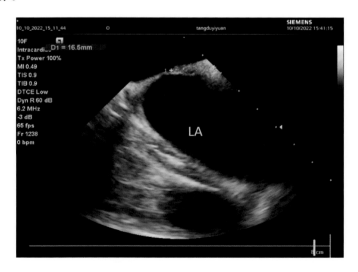

图 16.3　ICE 导管在左心房短轴视图测量 PFO 参数信息

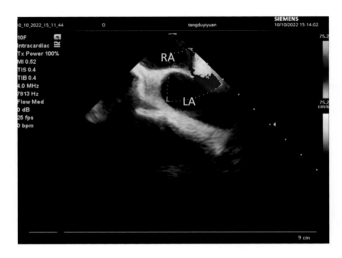

图 16.4 ICE 下 CDFI 分流情况

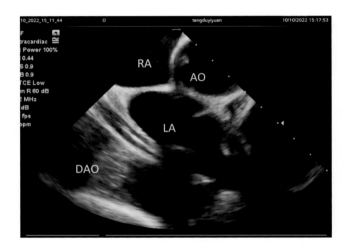

图 16.5 AO 增粗且转位

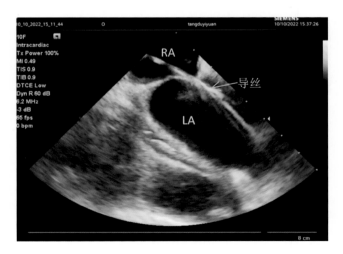

图 16.6 导丝进入左心房

（4）建立轨道、封堵。交换加硬导丝，沿交换导丝送入 9F 输送鞘管至左心房（图16.7），沿鞘管经卵圆孔裂隙处送入 25mm 卵圆孔未闭封堵器至左心房，后撤鞘管，打开封堵器左房盘（图 16.8），后撤系统至卵圆孔处，释放封堵器，ICE 显示封堵器位置正确，经牵拉试验确定位置稳定（图 16.9），释放封堵器。

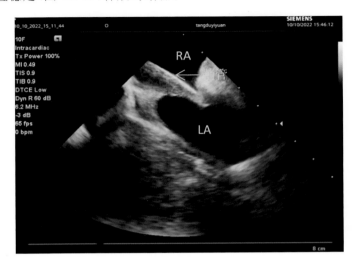

图 16.7　输送鞘管进入左心房

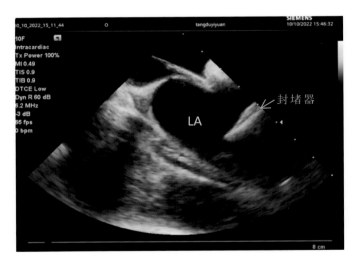

图 16.8　封堵器左房盘展开

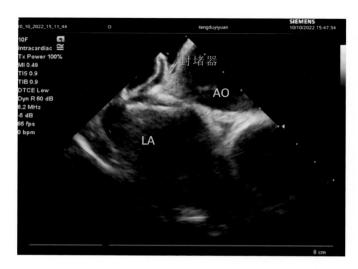

图 16.9　左心房长轴观察封堵器释放前牵拉试验

16.4.3　释放后评估

封堵器释放后,ICE 导管在左心房短轴及左心房长轴下进行观察,左房盘、右房盘展开形态良好,未发现残余分流(图 16.10)。

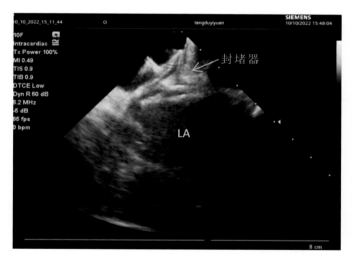

图 16.10　ICE 导管在左心房长轴下观察封堵器与 AO 关系

DSA 下评估:射线下通过左前位 40°和头位 20°透视下见封堵器与房间隔贴靠良好(图 16.11)。

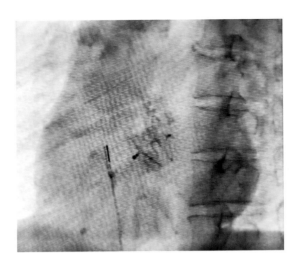

图 16.11　释放后 DSA 下影像

射线量使用:372mGy。

16.5　术后情况

16.5.1　术后心电图及用药

术后持续心电监护 12 小时。复查心电图,与术前相比,无明显变化。口服阿司匹林肠溶片 100mg、每天 1 次,氯吡格雷 75mg、每天 1 次,6 个月。

16.5.2　随访

嘱出院后 1 个月、3 个月、6 个月、12 个月复查心电图及心脏彩超,必要时复查胸部 X 线平片;12 个月时复查心脏超声及右心声学造影。

16.6　经验与体会

本病例患者术前行 TEE 显示行 Valsalva 动作下测量到的卵圆孔裂隙宽度为 1.2mm,长度为 10.9mm,属于长隧道型 PFO,且裂隙较小,提示术中应备用 ICE 指导。

(1)ICE 可清晰地显示卵圆孔裂隙位置,指导导丝安全通过。本病例在 X 射线指导下尝试通过卵圆孔裂隙时,使用了多种方法均未成功。究其原因,第一是由于透视下只能找到卵圆窝大概的位置,然后旋转鞘管方向进行反复尝试;第二是由于在透视下操作的手法和力度不好掌控,对于间隙小及长度长的裂隙通过的可能性小,出现并发症的概率可能会更大一些。然而,ICE 影像却能清晰地显示卵圆孔裂隙的具体位置,这名患者的卵圆孔裂隙位于后间隔,ICE 能够更好地显示房间隔的后缘,突出了 ICE 指导的优势。在 ICE 的实时指导下,顺时针旋转房间隔穿刺鞘到达卵圆孔裂隙处,超滑导丝精准地通过卵圆孔裂

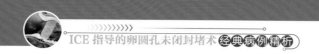

隙,同时保证了安全性。

(2)ICE 可发现房间隔邻近结构的位置变异。对该例患者,在 ICE 扇面旋转的过程中发现 AO 增粗且转位,导致了在左心房长轴切面才能清楚地显示整个封堵器的形态,并可进一步在这个切面进行释放前的牵拉试验。

(3)ICE 可实时指导整个封堵过程。ICE 易于操作,具有较高的图像分辨率。在整个 PFO 封堵术中,ICE 可以清晰地看到导丝、鞘管通过卵圆孔裂隙,以及封堵器左房盘、右房盘分别展开、释放的过程,能有效地"绿色的"持续指导手术过程,并能指导验证封堵器的稳定性及有无残余分流。ICE 还可以在术中直接监测心包积液等急性并发症。

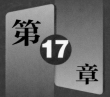

ICE 指导裂隙偏后 PFO 封堵

空军军医大学唐都医院　李　妍　任　何

17.1　病例资料摘要

17.1.1　病史

患者女性,47 岁。因间断性头晕半年就诊。

患者半年前无明显诱因出现头晕,每次持续 3～5 分钟,伴有头痛,未有意识丧失、抽搐及二便失禁等。多次就诊于当地县医院,完善颅脑 MRI、脑电图、动态心电图等检查均未见明显异常。1 周前于外院就诊行发泡试验提示阳性。故今日来我院就诊,门诊以卵圆孔未闭收入。

既往否认脑梗死、高血压、糖尿病等病史。否认外伤及手术史。

17.1.2　体格检查

体温 36.4℃,心率 68 次/分,血压 128/75mmHg。

17.1.3　实验室检查

(1)活化部分凝血活酶时间(activated partial thromboplastin time,APTT)22.4 秒、D-二聚体 0.725μg/ml。

(2)血常规、肝功能、肾功能、血脂、血糖、凝血系列、电解质、甲状腺功能等检查均未见异常。

17.1.4　影像学检查

(1)右心声学造影　静息状态下可见中量气泡;Valsalva 动作后可见中至大量气泡。

(2)动态心电图　提示窦性心律,未见 ST-T 改变,偶见房性期前收缩(36 个)。

17.2　诊断

先天性心脏病-卵圆孔未闭。

17.3 治疗方案

神经内科、心内科综合诊断（MDT 评估）：患者年轻女性，头晕症状典型，既往无明确短暂性脑缺血发作，无脑血管病史，右心声学造影结果提示阳性，可与患者商议尝试卵圆孔未闭封堵。

17.4 介入操作过程及结果

17.4.1 手术耗材

6F 血管鞘、11F 血管鞘、右心导管、J 形导丝（150cm）、加硬导丝、9F 输送鞘管、与输送鞘管配套的推送杆、加硬导丝（260mm）、三维诊断超声导管、卵圆孔未闭封堵器（18/25mm）。

17.4.2 手术过程

（1）局部麻醉后，选择右侧股静脉入路。应用 J 形导丝送至上腔静脉入口，然后沿导丝送入右心导管。

（2）ICE 指导下将 ICE 转向较常规偏后的位置即可见 PFO 位置。ICE 指导下将 J 形导丝穿过卵圆孔到达左上肺静脉，交换加硬导丝。ICE 下左心房短轴扇面也可见 PFO 裂隙偏向间隔后方（图 17.1）。

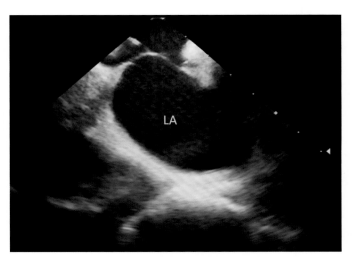

图 17.1　ICE 下左心房短轴可见 PFO 裂隙偏后

（3）ICE 下测量裂隙到上缘距离 10.6mm；裂隙宽度 4.6mm、长度 7.8mm；房间隔长度 29.1mm（图 17.2）。根据上述数据，选择 18/25mm 卵圆孔未闭封堵器。

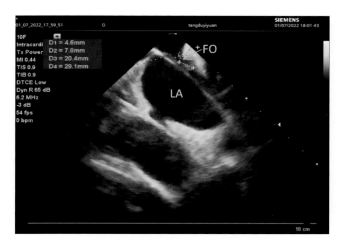

图 17.2　导丝进左心房后左心房短轴偏后扇面测量 PFO 裂隙

（4）沿输送系统送入心房，分别释放左房盘、右房盘。ICE 观察封堵器位置及残余漏情况，并行牵拉试验测试稳定性（图 17.3 至图 17.5）。

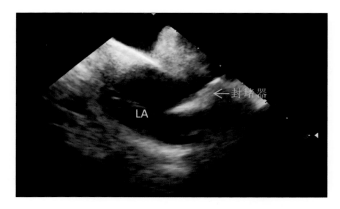

图 17.3　封堵鞘进入左心房后封堵器左心房盘面展开

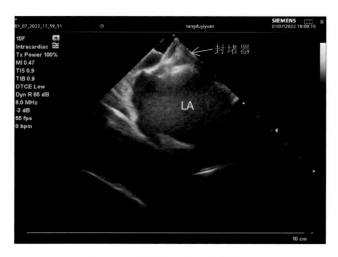

图 17.4　封堵器右心房盘面展开

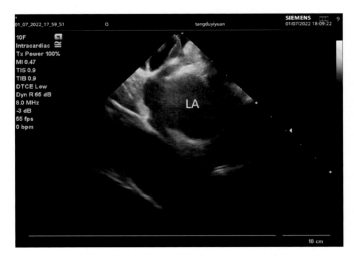

图 17.5　行牵拉试验

（5）释放封堵器，CDFI 观察（图 17.6）。

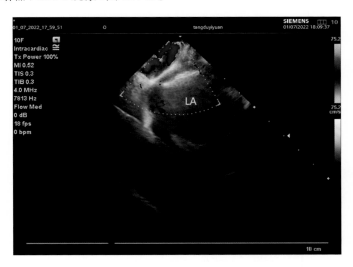

图 17.6　CDFI 验证无分流

17.4.3　释放后评估

封堵器释放后，通过 ICE 导管在多视角下进行观察及测量，左房盘、右房盘展开形态良好，且未发现残余分流。射线下通过左前位 40°和头位 20°透视下见封堵器呈"工"字形张开；床旁超声检查可在心尖四腔心切面看到封堵器夹在房间隔两侧；可根据 ICE 下卵圆孔未闭封堵器位于右肺静脉扇面，说明隧道极度偏后（图 17.7）。

DSA 下见封堵器形态良好（图 17.8）。

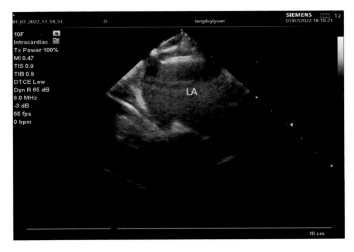

图 17.7 释放封堵器评估——夹闭卵圆孔未闭封堵器位置位于右肺静脉扇面（极度偏后）

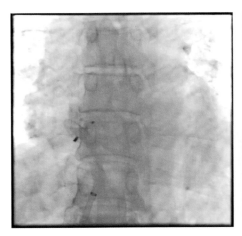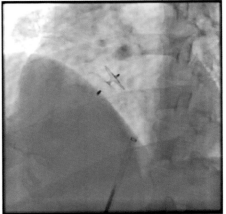

图 17.8 封堵器释放正位及左前斜位影像

射线量使用：25mGy。

17.5 术后情况

17.5.1 术后心电图及用药

术后持续心电监护 12 小时。复查心电图，与术前相比，无明显变化。给予阿司匹林 100mg、每天 1 次，氯吡格雷 75mg、每天 1 次。遵医嘱，3 个月后复查 CTA，视内皮化情况调整治疗方案。

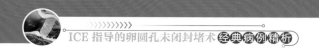

17.5.2 随访

术后第 1 天内复查超声,见封堵器位置形态良好,形态固定,房水平未见左向右分流。

嘱出院后 1 个月、3 个月、6 个月复查心脏超声心动图,12 个月时复查心脏超声及右心声学造影。

17.6 经验与体会

本病例患者为一名中年女性,根据患者术前发泡试验所见,存在大量右向左的分流气泡,故考虑为典型的 PFO,术中使用 ICE 指导。

(1)本病例 PFO 位置偏后,按照常规操作,导丝通过困难。在 ICE 指导下发现,右肺静脉扇面可发现卵圆窝及 PFO 裂隙。在 ICE 实时指导下导丝通过裂隙进入左房面。

(2)ICE 可实时指导导丝导管通过卵圆孔。本病例手术过程中先尝试右心导管直接通过卵圆孔未能成功。在 ICE 辅助下,可见导丝达到卵圆孔附近后轻微旋转推送导丝,使其成功通过,大大节省了导丝通过时间,且可实时证实导丝走行正确。

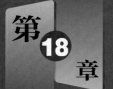

第18章　ICE 指导双孔房间隔缺损封堵

空军军医大学唐都医院　马文帅

18.1 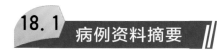 病例资料摘要

18.1.1　病史

患者女性,64 岁。因胸闷、气短 10 余年,再发 1 个月入院。

患者于 10 年前开始,出现阵发性胸闷、气短不适,持续 30～60 分钟不等,无明显胸痛不适发作,经休息后可自行缓解。无黑矇、眩晕、耳鸣、晕厥等。1 个月前患者上述症状再次发作,于我院行心脏彩超提示房间隔缺损,为求进一步诊治,收治入院。

既往无特殊疾病史。

18.1.2　体格检查

体温 36.5℃,心率 89 次/分,呼吸 19 次/分,血压 139/73mmHg。心前区无隆起,心尖无抬举样搏动,各瓣膜区未触及震颤,心界不大,心尖搏动位于左侧第 5 肋间锁骨中线内侧 0.5cm 处,心率 89 次/分,心律齐,胸骨左缘第 2、3 肋间可闻及 2/6 级收缩期杂音。双下肢无水肿。

18.1.3　实验室检查

血常规、肝功能、肾功能、电解质、血脂、血糖、凝血系列、甲状腺功能等检查均大致正常。

18.1.4　影像学检查

(1)TTE　房间隔缺损,双孔型,最大约 20mm。

(2)TEE 和右心声学造影　快速形成激荡生理盐水后团注,可见右心房、室腔内密集微泡回声,左心房室腔内探及 15～20 个微气泡回声。同时监测大脑中动脉频谱(右侧),静息状态下频谱可探及 5 个微栓子信号。Valsalva 动作后左心房室腔内探及大量微气泡回声,呈云雾状。同时监测大脑中动脉频谱(右侧),可探及帘状微栓子信号。结论:房水平静息状态右向左分流(中量);负荷呼气状态右向左分流(大量)。

18.2 诊断

先天性心脏病-房间隔缺损。

18.3 治疗方案

给予阿司匹林 100mg、每天 1 次,口服数月后,胸闷、气短症状仍反复出现。故考虑行房间隔缺损封堵术。

18.4 介入操作过程及结果

18.4.1 手术耗材

6F 血管鞘、11F 血管鞘、右心导管、J 形导丝(150cm)、加硬导丝、9F 输送鞘管、与输送鞘管配套的推送杆、加硬导丝(260mm)、三维诊断超声导管、房间隔缺损封堵器(28mm)。

18.4.2 手术过程

(1)局部麻醉下,穿刺右侧股静脉,ICE 指导下于右股静脉送入导丝,沿导管送入加硬导丝至左上肺静脉。

(2)ICE 术中评估。房间隔缺损,多孔型(双孔),最大回声失落约 20mm,最小约 3mm,双孔间距约 20mm(图 18.1、图 18.2)。根据 ICE 测量缺损大小,选择封堵 20mm 的较大缺损。因此,选择 28mm 房间隔缺损封堵器。

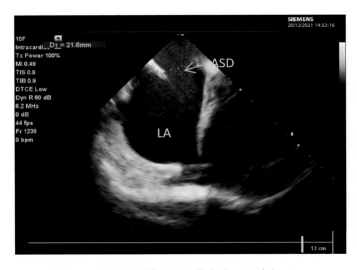

图 18.1　左心房短轴视图测量大孔 ASD 直径 20mm

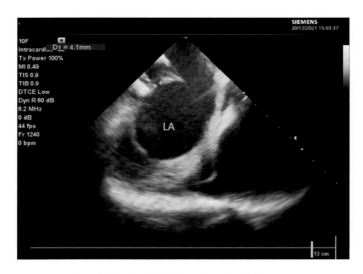

图 18.2 同切面测量小孔 ASD 直径 3mm

（3）撤出右心导管，沿加硬导丝送入 12F 输送鞘到达左心房，ICE 下可见加硬导丝从 20mm 大孔通过。

（4）建立轨道。送入上 28mm 房间隔缺损封堵器，释放左房盘并经牵拉试验测试其稳定性（图 18.3、图 18.4），释放封堵器，加压止血包扎伤口。同时可见随着大缺损的封堵，房间隔结构的改变，小缺损也随之被压闭。

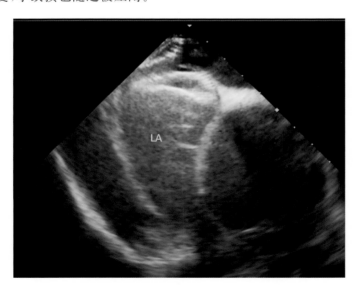

图 18.3 左心房封堵器良好贴靠间隔

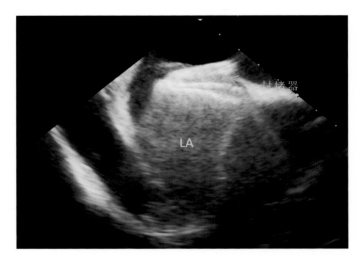

图 18.4　双房封堵器释放良好

18.4.3　释放后评估

ICE 下可见封堵器位置、结构、大小、形态良好，稳定。射线下通过左前位 40°和头位 20°透视下见封堵器呈"工"字形张开；床旁超声检查可在心尖四腔心切面看到封堵器夹在房间隔两侧，多普勒超声检查无明显分流（图 18.5）；心底短轴切面可见与主动脉瓣呈"V"形等证实封堵器位置（图 18.6）。而 ICE 的实时指导更加直观，且不受患者体型、基础肺部疾病等影响，从而可以大大减少封堵失败，甚至因错误判断释放封堵器后发生封堵器脱落的风险。

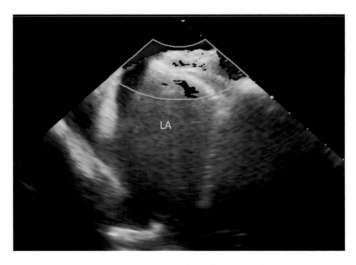

图 18.5　CDFI 下左心房未见分流

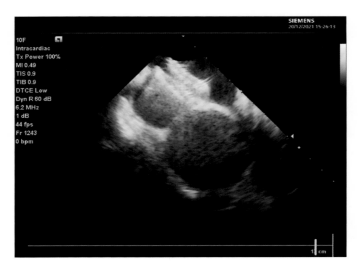

图 18.6　左心房长轴暴露部分 SVC 观察封堵器与 AO 的关系

释放后心包评估：无心包积液。

18.5　术后情况

心电图提示窦性心律，心率 70 次/分，ST - T 改变（与术前对比无动态变化）。给予阿司匹林肠溶片 100mg、每天 1 次，氯吡格雷 75mg/d。遵医嘱，3 个月后复查 CTA，视内皮化情况调整治疗方案。

18.6　经验与体会

本病例患者为房间隔缺损，多孔型（双孔），最大回声失落约 20mm，最小约 3mm，双孔间距约 20mm。此类手术由于缺损分散，封堵时考虑因素较多。对于大孔接近房间隔右下缘、比邻 Koch 三角顶点者，为防止房室传导阻滞的发生，可选用小腰大边封堵器自上方的小孔封闭，要综合、全面地评估缺损，包括缺损范围、各个缺损孔径之间的距离等。由于房间隔缺损封堵器房盘边缘有 7mm、8mm、9mm 3 种规格，因此当封堵器腰部进入某一缺损孔，而相邻缺损孔径远端距离超过 9mm 时，即会出现残余分流。反之，如果相邻孔径距离封堵器在 9mm 之内，选用 1 个封堵器即可完成封堵。本病例双孔中较小缺损为 3mm，通过大尺寸封堵器挤压房间隔后小缺损被压闭，封堵器释放后 CDFI 未探及残余分流。故考虑术中使用 ICE 指导导丝的通过、缺损周围解剖结构的判断、封堵器的选择，这些都至关重要。在本病例的 ICE 使用过程中，笔者团队体会到了其指导手术操作的优势：ICE 可更好地了解多孔房间隔缺损的形态特点，指导导丝从大孔通过，精准测量房间隔缺损大小，帮助选择合适的封堵器；ICE 可实时观察封堵器释放过程并实时监测心包，确保封堵安全、成功。

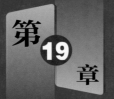

昆明医科大学附属延安医院 杨 栋 张 涵

19.1 病例资料摘要

19.1.1 病史

患者女性,54 岁。

因其他疾病检查出房间隔缺损,收治后,患者无晕厥、咯血、胸痛等症状,精神、饮食稍差,二便正常。

既往无特殊疾病史。

19.1.2 体格检查

体温 36.6℃,心率 78 次/分,血压 124/75mmHg。心律齐,心音有力,各瓣膜听诊区未闻及杂音。双下肢无水肿。

19.1.3 实验室检查

(1)粪便潜血试验弱阳性。

(2)血常规、甲状腺功能、肝功能、肾功能、血糖、血脂、电解质等检查均无明显异常。

19.1.4 影像学检查

(1)TEE 和声学造影 房间隔回声明显缺损 3 处,继发孔型,分别约 1.0cm×1.0cm(紧邻房间隔后缘)、0.9cm×0.6cm(位于房间隔后上缘,近上腔静脉开口侧)、0.9cm×0.2cm(位于房间隔顶部,卵圆窝上方)。3 处缺损呈弧形排列,两两相距约 0.6cm,左向右分流,三尖瓣可见反流血流信号(图 19.1、图 19.2)。

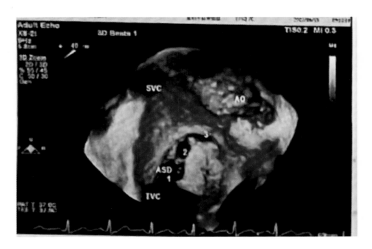

图 19.1　TEE 下可见房间隔 3 处缺损

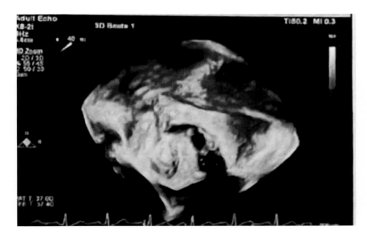

图 19.2　3 处缺损在房间隔呈弧形排列

（2）头颅 CT 和胸部 CT　①左颞极斑片状软化灶。②左侧上颌窦黏膜稍增厚。③心脏增大,肺动脉主干增宽。

19.2　诊断

先天性心脏病-房间隔缺损。

19.3　治疗方案

大量临床研究表明,多孔房间隔缺损患者在年龄不断增长的情况下病情会出现逐渐加重的趋势,多见于老年人且合并多种基础疾病,因此改善患者生命质量及挽救患者生命的意义重大。本患者影像学资料显示心脏增大,肺动脉主干增宽,鉴于此,建议患者尽早进行缺损封堵。

19.4 介入操作过程及结果

19.4.1 手术耗材

8F Soundstar eco、9F 短鞘、7F 血管鞘、右心导管、J 形导丝（150cm）、加硬导丝、9F 输送鞘管、与输送鞘管配套的推送杆、加硬导丝（长 260mm、直径 0.9mm）、房间隔缺损封堵器（24mm）。

19.4.2 手术过程

（1）测量肺动脉压。患者平卧位，常规消毒、铺巾，1％利多卡因局部麻醉下以 Seldinger 法穿刺右股静脉，分别置入 7F 血管鞘及 9F 短鞘，追加肝素 4000U。右心导管在 X 射线指导下放置于肺动脉测压。右心导管测量肺动脉压 36/12mmHg。

（2）经 9F 短鞘送入 8F Soundstar eco 心腔内超声导管至右心房，ICE 示房间隔缺损，可见 3 处房间隔缺损，缺口分流信号（图 19.3）。

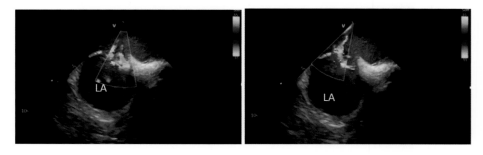

图 19.3 CDFI 提示房间隔缺损多孔存在

（3）ICE 下多角度（长轴、短轴）评估。靠近主动脉，房间隔高位孔径为 1.0cm，房间隔中部缺损 0.9cm（图 19.4）。借助三维标测系统，使用 ICE 分别将左心房、房间隔进行三维重建（图 19.5）。

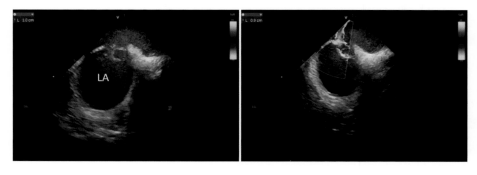

图 19.4 ICE 下缺损大小测量

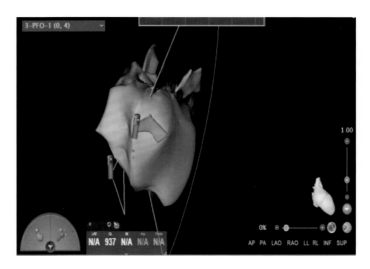

图 19.5 重建左心房三维模型,明确空间关系

(4)释放封堵器。ICE 指导下调整右心导管位置,让其跨越位于中心的房间隔缺损口至左心房(图 19.6),留置加长导丝建立轨道(图 19.7),缓慢推送 9F 短鞘管至左心房侧;经鞘输送 24mm 房间隔缺损封堵器至房间隔展开,ICE 下分别释放左房盘及右房盘(图 19.8),复查超声示房间隔缺损口分流消失,无残余分流(图 19.9),封堵器边缘距离二尖瓣约 10mm,反复牵拉试验示封堵器固定可。床旁心脏彩超再次评估示封堵器位置可,遂释放封堵器,回撤输送器及输送鞘,将 ICE 送至右心室顺转导管,可见左心室心包没有异常(图 19.10)。

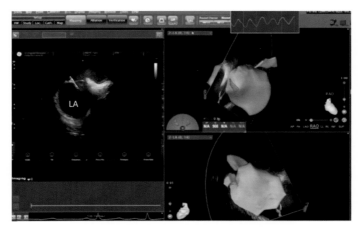

图 19.6 ICE 和三维系统指导下右心导管置入中间孔

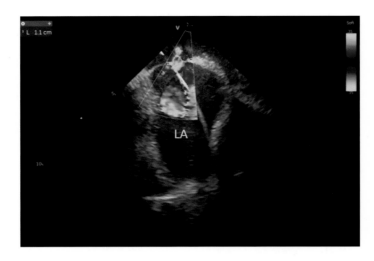

图 19.7 导丝通过后 ICE 下再次测量孔距 1.1cm

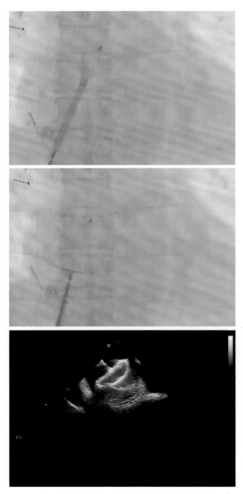

图 19.8 X 射线结合 ICE 下分别打开左房盘、右房盘

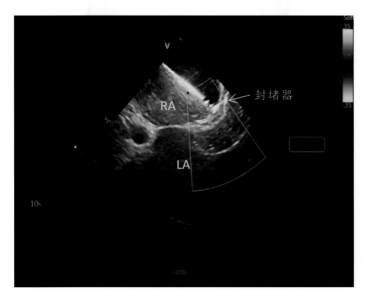

图 19.9 ICE 下牵拉试验及 CDFI 验证无分流

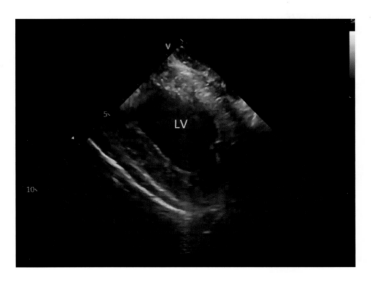

图 19.10 ICE 下检查左心室心包无积液

术毕拔出鞘管,伤口加压包扎,术中共用肝素 3000U。失血量约 10mL。

19.4.3 释放后评估

封堵器释放后,通过 ICE 导管在多视角下进行观察及测量,左房盘、右房盘展开形态良好,且未发现残余分流。可根据 ICE 下心底短轴切面与主动脉瓣呈"V"形等证实封堵器位置(图 19.11)。

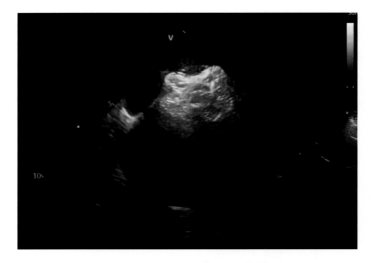

图 19.11　ICE 下双房切面显示封堵器夹闭良好

19.5　术后情况

19.5.1　术后心电图及用药

术后持续心电监护 12 小时。复查心电图，与术前相比，无明显变化。口服阿司匹林肠溶片 100mg、每天 1 次，6 个月。硫糖铝混悬凝胶 1g、每天 2 次；雷贝拉唑 20mg、每天 1 次或泮托拉唑肠溶胶囊 40mg、每天 1 次。

19.5.2　随访

术后 1 个月、3 个月、6 个月复查未见残余分流，内皮化状态良好。

19.6　经验与体会

本病例患者为一名中年女性。根据术前 TEE，发现 3 处房间隔缺损。术中目标缺损位置不能选择靠近房间隔顶部的缺损，也不能选择靠近上腔静脉开口处缺损，故术中需使用 ICE 指导，辅助导丝准确送入位于中间的理想缺口，建立轨道。

(1)ICE 可结合三维标测系统重建心脏模型，了解房间隔缺损的形态及位置特点，指导封堵器的选择。ICE 示房间隔缺损，可见 3 处房间隔缺损，缺口分流信号，ICE 下多角度（长轴、短轴）测量：靠近主动脉，间隔高位孔径为 1.0cm，房间隔中部缺损 0.9cm，故考虑从中间孔建立轨道，选择合适规格的封堵器，同时封堵其他两个缺损孔。

(2)ICE 可实时指导导丝导管通过缺损孔。本病例手术过程中先尝试右心导管直接通过缺损孔,但反复进入上缘孔。在 ICE 辅助下,可直视辅助右心导管准确送入中间孔,而在射线下是无法判断的。

（3）ICE 可实时观察封堵器释放过程,绿色、安全,效率倍增。ICE 的使用,患者无须麻醉,可减少对 TEE 的依赖,患者体验舒适度得到很大提升,手术效率得到很大提高。ICE 近距离直视房间隔,观察、评估更加清晰,最后使用 ICE 多角度查看封堵器,观察分流情况,检查心包,可确保术后无并发症的发生。

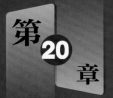

第20章 ICE 指导 PFO 封堵巧过裂隙

西安国际医学中心医院　曾广伟

20.1 病例资料摘要

20.1.1　病史

患者男性,69 岁。因间断性胸闷伴头晕 30 余年,加重 2 周入院。

患者于 30 年前自觉间断胸闷、头晕,每次持续数小时到数天不等。未给予正规治疗。2 周前患者自觉上述症状加重,就诊于我院,行心脏彩超提示卵圆孔未闭,为进一步治疗,收治入院。

既往有高血压 20 余年。

20.1.2　体格检查

体温 36.2℃,心率 78 次/分,呼吸 17 次/分,血压 149/91mmHg。胸廓无畸形,双肺呼吸音清,心前区无隆起,心界无扩大,心率 78 次/分,心律齐,各瓣膜听诊区未闻及病理性杂音。

20.1.3　实验室检查

(1)空腹血糖 6.54mmol/L。

(2)血常规、肝功能、肾功能、血脂、凝血、甲状腺功能等检查均大致正常。

20.1.4　影像学检查

(1)TEE　多切面扫查示第一房间隔、第二房间隔呈"搭错样"改变,测间隙约 1.7mm、长度约 18.2mm(图 20.1)。

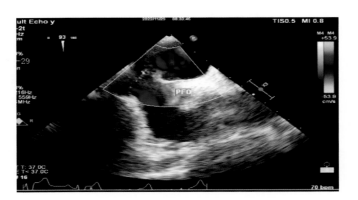

图 20.1　TEE 检查见卵圆孔未闭

（2）CDFI　房水平左向右分流,宽 1.9mm。

（3）头颅 CT 或 MRI　头颅 CT 大致正常。

（4）心电图及动态心电图　提示左前分支阻滞,完全性右束支阻滞。

20.2　诊断

先天性心脏病-卵圆孔未闭。

20.3　治疗方案

　　神经内科、心内科综合诊断(MDT 评估):神经内科完善脑血管造影等检查。会诊后暂不考虑神经源性因素所致头晕。完善冠状动脉造影提示冠心病,冠状动脉重度狭窄并植入冠状动脉支架。术后,患者血压控制较为平稳,仍有头晕不适。考虑患者头晕与卵圆孔未闭有关,结合右心声学造影和 TEE 表现,有卵圆孔未闭封堵适应证,与患者及家属交流沟通后行卵圆孔未闭封堵术。

20.4　手术过程

20.4.1　手术耗材

　　8F 血管鞘、右心导管、J 形导丝、超滑导丝、加硬导丝、单铆氧化膜房间隔缺损封堵器(DMFQFD - 24)及其配套输送鞘(10F)、输送钢缆等。

20.4.2　手术过程

　　（1）患者术前 TEE 显示裂隙 1.7~1.9mm,属于孔比较小的 PFO。术前讨论其难度估计较大,需应用 ICE 术中指导,以增加导丝通过的成功率,避免发生并发症。穿刺左股静脉、右股静脉,双侧置入 8F 静脉鞘管,左侧进入 ICE,右侧进入右心导管及普通 J 形导丝。

（2）经反复尝试,无法通过,后调整 ICE,多切面仔细观察 PFO 形态。ICE 下测量隧道宽度 4.2mm、长度 9.5mm,ICE 下可见少量血液分流经过;测量整个房间隔长度为 39mm,隧道到房间隔顶部距离为 14.6mm,房间隔长度和隧道至房间隔顶部的距离较大（图 20.2）。综合考虑选用直径 24mm 房间隔缺损封堵器。

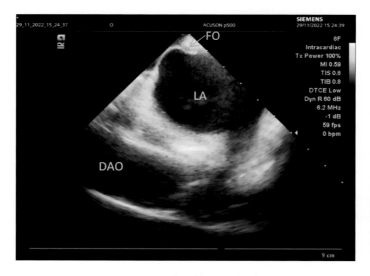

图 20.2　左心房短轴可见裂隙较长

（3）右侧进入右心导管及普通 J 形导丝,经反复尝试无法通过。后调整 ICE,多切面仔细观察 PFO 形态,调整右心导管至 PFO 口部,应用超滑导丝尝试找入口,仍无法通过。

（4）调整导丝位置在 PFO 处,在 ICE 指导下推进导管至右心房搭错入口处,右心导管支撑下,前送 J 形导丝通过裂隙（图 20.3）。

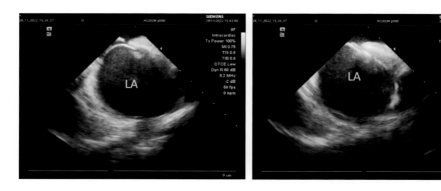

图 20.3　ICE 指导下导丝通过裂隙

（5）选择 24mm 房间隔缺损封堵器,ICE 指导下双房盘打开,观察血流、牵拉封堵器（图 20.4、图 20.5）。

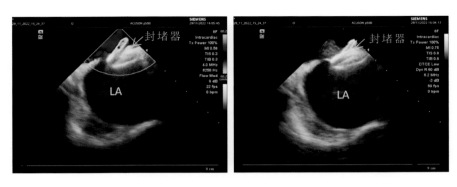

图 20.4 ICE 指导下双房盘打开,观察血流、牵拉封堵器

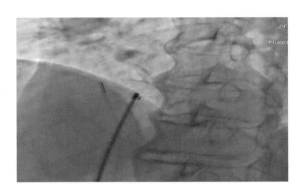

图 20.5 DSA 下牵拉封堵器

20.4.3 释放后评估

ICE 下可见封堵器位置、结构、大小、形态良好,稳定。通过左前位 40°和头位 20°透视下见封堵器呈"工"字形张开。释放封堵器,CDFI 未见分流(图 20.6),心底短轴切面可见与主动脉瓣呈"V"形(图 20.7)。

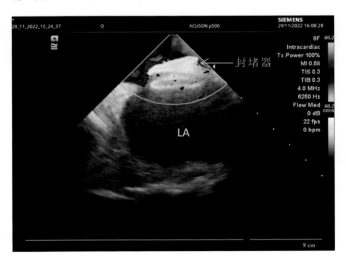

图 20.6 释放封堵器,观察血流

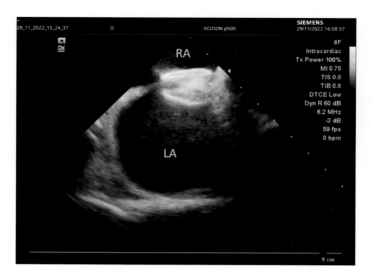

图 20.7　观察封堵器与 AO 关系

释放后心包评估：无心包积液（图 12.8）。

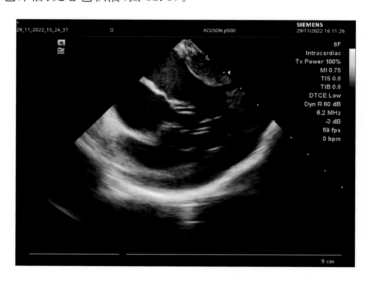

图 20.8　术后心包情况

20.5　术后情况

20.5.1　术后心电图及用药

心电图提示左前分支阻滞，完全性右束支阻滞。给予阿司匹林肠溶片 100mg、每天 1 次，氯吡格雷 75mg、每天 1 次。调脂，阿托伐他汀 20mg、每晚 1 次。苯磺酸氨氯地平片 5mg、每天 1 次。遵医嘱，3 个月后复查心脏彩超，视内皮化情况调整抗凝治疗方案。

20.5.2 随访

术后 3 个月随访,心脏彩超显示无残余分流,内皮化完全。

20.6 经验与体会

本病例患者 30 年前开始出现头晕,发泡试验证实有大量右向左分流。因手术部位结构较为复杂,故术中使用 ICE 指导。结合既往一些失败病例,笔者中心总结,宽度 2mm 以下的裂隙较难通过,若不应用 ICE,手术时间可能较长,且容易出现并发症。对于 PFO 的封堵,手术的难点就在于导丝或导管的通过。部分病例反复尝试未能通过时,需要在后前位透视下用多功能导管头端沿房间隔中部滑动寻找 PFO。一旦导管头端到达卵圆窝区域,则从 8 点钟方向至 2 点钟方向的位置,前后旋转导管,以使其通过 PFO。亦可在右心房的下部,先将导管指向患者左侧(3 点钟方向),边前送导管边顺时针向后旋转导管大约 1/4 圈(6 点钟方向),操作应轻柔且连续完成,有时需要重复这一操作。PFO 的通过是上述方法的一种或者多种联合应用。无论何种方法,都应该轻柔操作,警惕心包损伤。然而,ICE 指导下将导丝或者导管送入 PFO 开口,即可直接送入或者旋转后通过 PFO,极大简化流程,缩短时间,减少并发症。

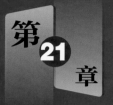

第21章 ICE 指导 PFO 封堵"偏后裂隙"

西安国际医学中心医院　曾广伟

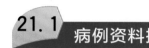 **21.1 病例资料摘要**

21.1.1 病史

患者女性,64 岁。因发作性偏头痛 10 年,加重 1 周入院。

患者 10 年前开始反复出现头痛,呈阵发性刺痛,多位于左侧头顶,伴有心慌,持续时间不等,休息及口服布洛芬止痛药后可自行缓解。无头晕、恶心,无耳鸣、晕厥。1 周前入神经内科,经神内科诊疗后不考虑神经源性头痛,行心脏彩超、右心声学造影后证实卵圆孔未闭。由神经内科转入心内科。

既往有高血压 4 年,规律服药,血压控制理想。

21.1.2 体格检查

体温 36.3℃,心率 59 次/分,呼吸 16 次/分,血压 124/80mmHg。胸廓无畸形,双肺呼吸音清,心前区无隆起,心界无扩大,心率 59 次/分,心律齐,各瓣膜听诊区未闻及病理性杂音。

21.1.3 实验室检查

血常规、肝功能、肾功能、空腹血糖、血脂、甲状腺功能、凝血等检查均无明显异常。

21.1.4 影像学检查

(1)cTTE　第一次推注约 4 秒后右心房显影,见左心房、左心室内可见少量微气泡(<10 个,<5 个心动周期);第二次推注约 4 秒后右心房显影,做 Valsalva 动作后左心房、左心室内可见微气泡(>30 个,<5 个心动周期)(图 21.1)。

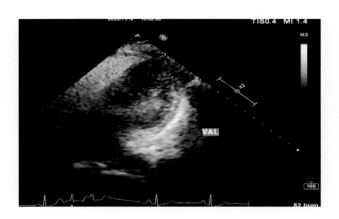

图 21.1　Valsalva 动作后左心房可见大量微气泡

(2)心电图　窦性心律;多导联 ST 段下移,T 波低平、双向。

(3)头颅 MRI　双侧半卵圆中心脑白质点脱髓鞘。右侧大脑前动脉 A2 段开窗畸形,全颅脑 MRA 未见异常。

21.2 诊断

先天性心脏病-卵圆孔未闭;偏头痛。

21.3 治疗方案

神经内科、心内科综合诊断(MDT 评估):患者首诊神经内科后排除神经源性相关头痛。PFO 诊断明确,建议行卵圆孔未闭封堵术。

21.4 介入操作过程及结果

21.4.1　手术耗材

8F 鞘管(2 套)、右心导管、超滑导丝、加硬导丝、房间隔穿刺鞘、单铆氧化膜房间隔缺损封堵器(18mm)及其配套输送鞘(9F)、输送钢缆等。

21.4.2　手术过程

(1)穿刺成功后,左侧股静脉 8F 鞘管进入 ICE,右侧股静脉 8F 鞘管进入右心导管。

(2)在 ICE 指导下看到裂隙处第一房间隔呈双层(图 21.2),ICE 下可见裂隙位置偏后且裂隙长度较长(图 21.3)。测量裂隙宽度 1.7mm、长度 10.7mm。间隔无膨出瘤,房间隔无菲薄表现。反复尝试右心导管,以及 J 形导丝、超滑导丝多次反复尝试后均无法通过裂隙。

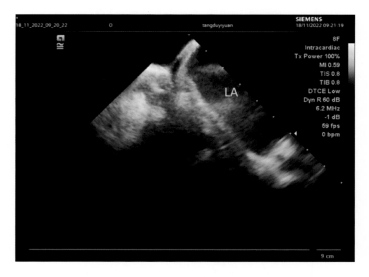

图 21.2   ICE 导管在左心房短轴视图观察 PFO 有分层

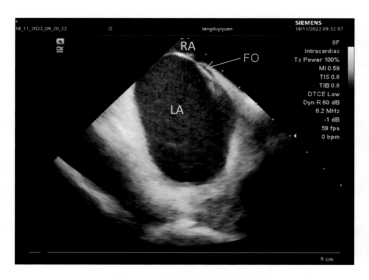

图 21.3   裂隙偏后，隧道长

（3）考虑因其解剖结构复杂，右心导管支撑性较差，改用房间隔穿刺鞘在 ICE 指导下精准到达裂隙处。因为支撑较强，到达裂隙处鞘尖部弹入裂隙，J 形导丝顺利通过，到达左上肺静脉（图 21.4）。

（4）沿加硬导丝，将封堵器输送鞘送入左心房，在 ICE 导管全程直视指导下，释放左房盘、右房盘。ICE 及 DSA 指导下进行牵拉试验，观察封堵器形状及位置，贴合是否紧密，有无右向左分流，以及是否影响二尖瓣、三尖瓣及主动脉瓣的开放、闭合等（图 21.5、图 21.6）。

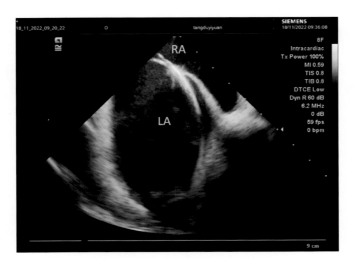

图 21.4　导丝通过 PFO 裂隙

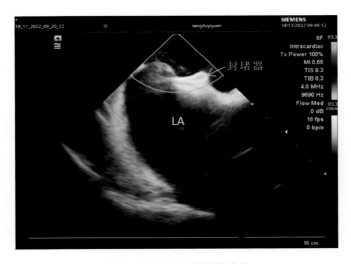

图 21.5　送入封堵器并牵拉

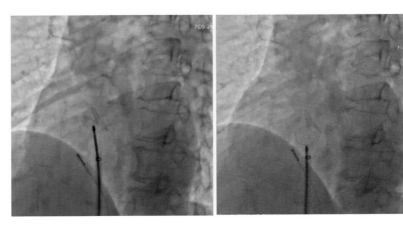

图 21.6　DSA 下行牵拉试验

21.4.3 释放后评估

封堵器释放后造影显示无残余分流(图 21.7)。在牵拉试验测试稳定性结束后,从封堵器上松解钢缆,封堵器成功释放。再次于 ICE 下进一步评估,封堵器形状及位置良好(图 21.8)。

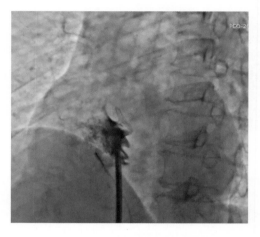

图 21.7 封堵器释放后造影

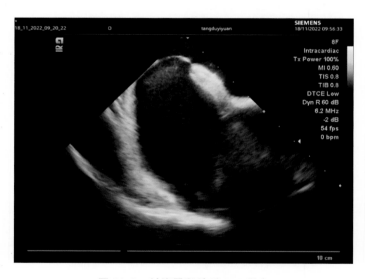

图 21.8 封堵器释放后 ICE 观察

21.5 术后情况

21.5.1 术后心电图及用药

术后心电图与术前心电图相比,无明显变化。给予硫酸氢氯吡格雷片 75mg、每天 1

次,3 个月。阿托伐他汀 20mg,每晚 1 次,长期服用。遵医嘱,6 个月后复查超声,视内皮化情况调整抗凝治疗方案。

21.5.2　随访

术后 3 个月随访查心脏彩超显示封堵器正常,无残余分流,内皮化良好。

21.6　经验与体会

本病例患者 10 年前开始出现偏头痛,自服布洛芬症状好转,完善 TCD,显示为阳性。神经内科排除神经源性头痛。考虑患者偏头痛与卵圆孔未闭有关,故决定行介入封堵治疗。根据患者术前心脏彩超所见,患者在静息状态下卵圆孔开放程度不大,但咳嗽或深呼吸后的发泡试验证实有大量右向左分流。其结构可能较为复杂,且患者不能配合行 TEE,故术中使用 ICE 指导。对于本病例,ICE 下可见患者的卵圆孔第一房间隔和第二房间隔重叠约 10mm,可定义为复杂型卵圆孔未闭。考虑裂隙较长,选择腰部较粗的房间隔缺损封堵器可减少发生残余漏、右房盘无法到位,封堵器形态错位等情况的概率。因此,本病例患者选择了 18mm 的房间隔缺损封堵器。术后患者偏头痛症状也得到明显缓解。

江苏省人民医院 孙 伟

22.1 病例资料摘要

22.1.1 病史

患者女性,50 岁。因间断头痛 10 余年入院。

患者 10 余年前开始出现头痛不适,无明显头晕,无黑矇、晕厥,无胸痛、心慌,无憋喘,于当地多次就诊,颅脑 CT、头颅 MRI 1.5T、心脏超声检查未见明显异常;TEE(三维)检查见卵圆孔未闭。右心声学造影见右向左分流Ⅰ级;TEE 和右心声学造影右向左分流Ⅱ级。为进一步治疗,收治住院。病程中患者饮食、睡眠可,二便外观正常,近期体重无明显变化。

既往体健。否认高血压、冠心病、糖尿病病史。

22.1.2 体格检查

体温 36.6℃,呼吸 18 次/分,血压 120/70mmHg。心率 70 次/分,心律齐,心音有力,各瓣膜听诊区未闻及杂音。双下肢无水肿。

22.1.3 实验室检查

血常规、肝功能、肾功能、血脂、血糖、凝血系列、电解质、甲状腺功能等检查均未见异常。

22.1.4 影像学检查

(1)TTE 轻度二尖瓣关闭不全,轻度三尖瓣关闭不全,少量心包积液(图 22.1)。

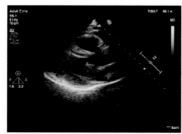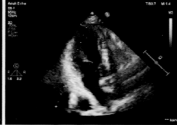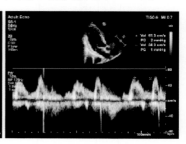

图 22.1 TTE 检查

（2）TCD 监测血管见左侧大脑中动脉；静息状态 4 秒后可见微泡信号出现 1～10个，Valsalva 动作后 6 秒可见微泡信号出现 11～25 个。结论：发泡试验阳性，支持右向左分流（固有型，中量）（图 22.2、图 22.3）。

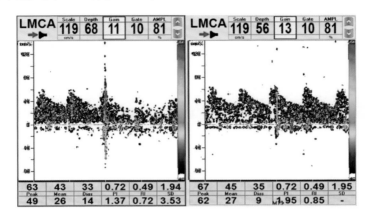

图 22.2 TCD(静息)见少量微气泡

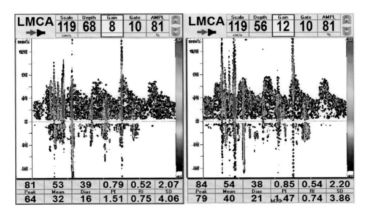

图 22.3 TCD(Valsalva 动作)见中量微气泡

（3）TEE 第一房间隔与第二房间隔可见细小斜行裂隙，按压腹部后第二房间隔向右心房面膨出，而 CDFI 未见。超声检查提示卵圆孔未闭（图 22.4）。

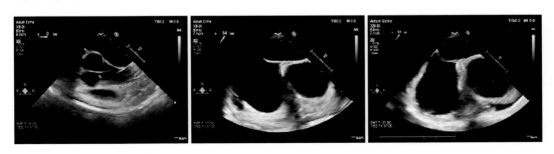

图 22.4 TEE 检查

（4）cTEE ①静息状态下左心房未见气泡，Valsalva 动作后左心房、左心室可见数个微气泡(图 22.5),右向左分流Ⅱ级。②静息状态下可见左心房、左心室内数个微气泡,按压腹部后可见约 20 个微气泡(图 22.6),右向左分流Ⅱ级。

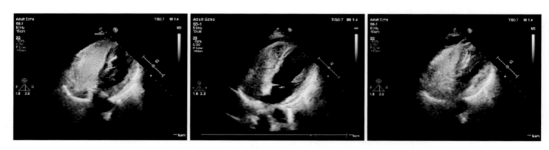

图 22.5　TTE 和声学造影检查

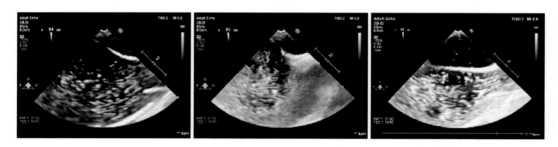

图 22.6　TEE 和声学造影检查

　　(5)MRI 1.5T 平扫　①脑实质未见明显异常。②中下鼻甲稍肥大。③两侧上颌窦少许炎症。

22.2　诊断

　　先天性心脏病-中央型房间隔缺损(卵圆孔型)。

22.3　治疗方案

　　患者症状典型,诊断明确,建议行 PFO 封堵术。

22.4　介入操作过程及结果

22.4.1　手术耗材

　　6F 血管鞘、11F 血管鞘、右心导管、J 形导丝(150cm)或超滑导丝(260cm)、加硬导丝、9F 输送鞘管、与输送鞘管配套的推送杆、加硬导丝(260mm)、三维诊断超声导管、心内导引鞘组及附件 Curve L1、房间隔穿刺针、Cardi‐O‐Fix 封堵器(18/25mm)。

22.4.2 手术过程

（1）患者取平卧位于手术台，常规消毒、铺巾，用1%利多卡因局部麻醉，穿刺股静脉，置入6F鞘。DSA下送导丝，尝试通过间隔送至左心房（图22.7）。

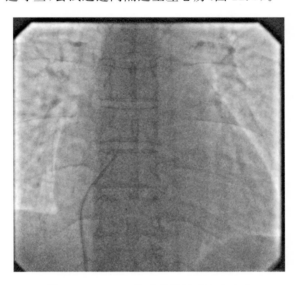

图22.7　DSA下尝试送导丝进入左心房

（2）ICE下指导房间隔穿刺，行PFO旁穿刺封堵。ICE下发现该患者存在房间隔膨出，鞘管支撑性较差，尝试跌落到位，仍难到位，决定行PFO旁间隔穿刺进行封堵。术中通过ICE指导房间隔穿刺针穿刺位点位于PFO附近，确保封堵器可以覆盖住PFO区域（图22.8至图22.10）。

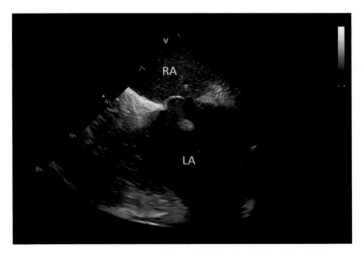

图22.8　ICE下指导鞘管到位

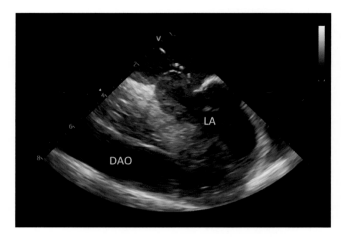

图 22.9　ICE 下指导房间隔穿刺

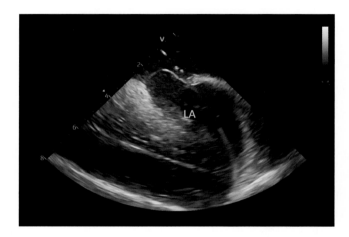

图 22.10　ICE 下判断穿刺位点与 PFO 关系

（3）查看封堵过程。ICE 下观察，于左心房打开左房盘，回拉至间隔后释放右房盘（图 22.11、图 22.12）。

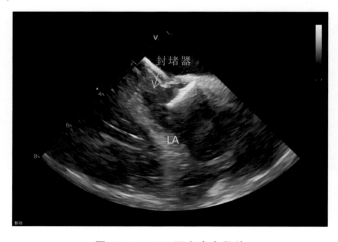

图 22.11　ICE 下左房盘释放

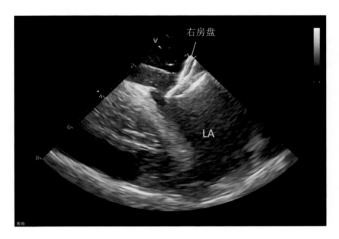

图 22.12 ICE 下右房盘释放

22.4.3 释放后评估

借助 ICE 进行牵拉试验,满足释放条件,ICE 下释放(图 22.13、图 22.14)。

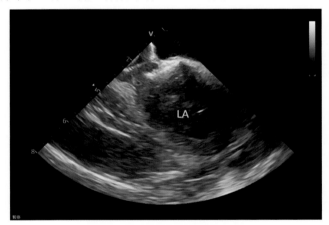

图 22.13 ICE 下牵拉试验

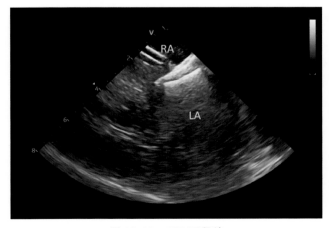

图 22.13 ICE 下释放

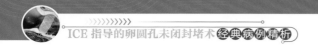

22.5 术后情况

22.5.1 术后心电图及用药

术后持续心电监护 12 小时。复查心电图，与术前相比，无明显变化。口服阿司匹林肠溶片 100mg、每天 1 次，氯吡格雷 75mg、每天 1 次，6 个月。

22.5.2 随访

术后第 2 天复查二维超声心动图示房间隔封堵术后未见明显异常，轻度二尖瓣、三尖瓣关闭不全，少量心包积液；TCD 发泡试验示静息状态 14 秒后微泡信号出现 1～10 个，Valsalva 动作后 16 秒微泡信号出现 1～10 个。诊断：患者 PFO 术后 2 天，发泡试验阳性，支持右向左分流（固有型，小量），建议避免增加胸腔压力的动作（如潜水、剧烈咳嗽、剧烈运动）。建议术后 3 个月、6 个月、12 个月复查发泡试验。右心声学造影示右向左分流Ⅰ级。

22.6 经验与体会

本病例为中年女性，头痛 10 余年，右心声学造影示右向左分流Ⅰ级；TEE 和右心声学造影右向左分流Ⅱ级。静息状态下 PFO 分流不明显，故术前准备 ICE 于封堵术中进行指导。术中 DSA 尝试无法顺利通过 PFO 送导丝至左心房，遂借助 ICE 明确 PFO 位置。ICE 下可见膨出瘤导致间隔支撑性欠佳，该位置较难到位，难稳定贴靠，且术中 CDFI 无明显分流，于是考虑于 PFO 旁穿刺封堵。行 PFO 旁房间隔穿刺，随后采用 Cardi‐O‐Fix 封堵器（18/25mm），借助 ICE 明确封堵器可以顺利覆盖 PFO。行牵拉试验，满足释放条件遂释放。

PFO 的结构特征是第一房间隔与第二房间隔没有完全融合，呈"搭错样"改变，在房间隔摆动过程中出现裂隙，从而出现心房水平分流。静息状态下分流不明显，在右心房压力增大时裂隙会变大。然而，对于导管难以通过的 PFO 是否建议行房间隔穿刺后封堵尚存争议，而对于确实有临床意义的 PFO 可尝试该方法。房间隔穿刺后封堵为临床封堵提供了机会，但增加了风险，因此并不提倡。

第23章 ICE 指导 PFO 合并房间隔缺损封堵

广西壮族自治区人民医院　吴东峰

23.1 病例资料摘要

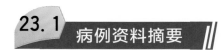

23.1.1 病史

患者女性,49 岁。因头晕伴步态不稳 3 天入院。

患者自述 3 天前出现头晕,表现为昏沉感,与体位变动无关,伴步态不稳,稍有恶心,未呕吐,无耳鸣及听力下降,无视物旋转,无饮水呛咳,无意识障碍,无二便失禁,遂来急诊就诊。行头颅 CT,考虑右侧小脑半球、右侧半卵圆中心腔隙性脑梗死。

既往有卵圆孔未闭病史,未予以诊治。否认慢性病史。

23.1.2 体格检查

体温 36.5℃,心率 77 次/分,呼吸 20 次/分,血压 119/85mmHg。心前区无隆起,可见心尖搏动,心尖搏动位于第 5 肋间左锁骨中线内 0.5cm,心率 78 次/分,心律齐,各瓣膜听诊区未闻及病理性杂音。神经系统专科检查:患者神志清醒,精神可,智能正常,双侧鼻唇沟对称,伸舌居口,双侧听力粗测正常,咽反射存在,余颅神经未见异常;四肢肌张力正常,肌力 5 级,双侧指鼻试验、跟膝胫试验准确,闭目难立征阴性,直线行走正常,双侧腱反射对称(＋＋),深浅感觉正常,病理征未引出,颈无抵抗,克尼格征阴性。

23.1.3 实验室检查

(1)红细胞 $3.94×10^{12}$/L,血红蛋白 119g/L。

(2)肝功能、肾功能、血脂、血糖、凝血系列、电解质、甲状腺功能等检查均未见异常。

23.1.4 影像学检查

(1)TTE 和声学造影　提示卵圆孔未闭(图 23.1);发泡试验,强咳后左心房可见大量气泡影(图 23.2)。

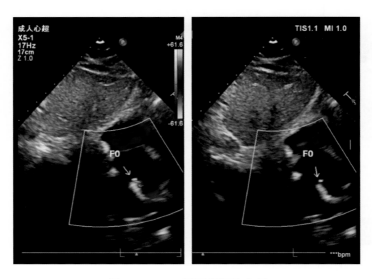

图 23.1　TTE 可见卵圆孔未闭

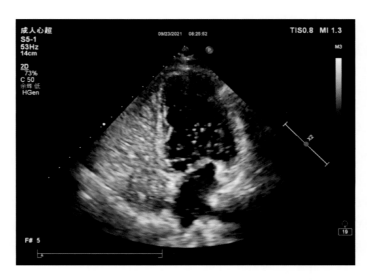

图 23.2　声学造影,发泡试验,强咳后左心房可见大量气泡影

（2）头颅 CT　右侧小脑半球、右侧半卵圆中心可见斑片状低密度影,边界模糊,考虑右侧小脑半球、右侧半卵圆中心腔隙脑梗死。

23.2　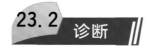诊断

先天性心脏病-卵圆孔未闭;脑梗死。

23.3 治疗方案

23.3.1 临床风险评分

临床风险评分 6 分,见表 23.1。

表 23.1 RoPE 量表

特征	评分	得分
无血管疾病危险因素	1 分	1 分
无卒中/短暂性脑缺血发作病史	1 分	1 分
有皮质梗死	1 分	1 分
年龄(18—29 岁)	5 分	
年龄(30—39 岁)	4 分	
年龄(40—49 岁)	3 分	3 分
年龄(50—59 岁)	2 分	
年龄(60—69 岁)	1 分	
年龄(>70 岁)	0 分	
合计		6 分

23.3.2 神经内科、心内科综合诊断(MDT 评估)

神经内科完善 MRI 检查,卵圆孔未闭导致的反常栓塞可能性大。请心内科专家会诊。患者有先天性心脏病卵圆孔未闭封堵术指征,相关检查结果回报未见明显手术禁忌,建议行卵圆孔未闭封堵术。

23.4 介入操作过程及结果

23.4.1 手术耗材

11F 血管鞘、5F 右心导管、超滑导丝(260cm)、加硬导丝(260mm)、卵圆孔未闭封堵器(30/30mm)及其配套输送鞘、输送钢缆。

23.4.2 手术过程

(1)植入 11F 静脉鞘,送入 ICE 探头至右心房,构建左心房及卵圆孔模型,ICE 可见卵圆孔未闭,靠近下腔缘可见一处房间隔小缺损,约 4mm(图 23.3)。

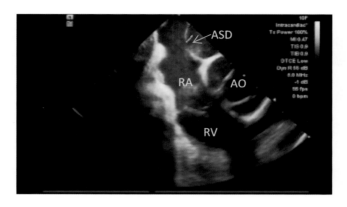

图 23.3　Home View 可见房间隔缺损

　　(2)ICE 术中评估。患者在 Home View 位可见房间隔缺损,测量宽度 4mm,左心房短轴视角无法清晰暴露 PFO 位置,左心房兔耳征切面略打 P 弯暴露出 1/2 主动脉根部后打 R 弯,可较好暴露出 PFO 的位置。ICE 下可见患者的卵圆孔第一房间隔和第二房间隔重叠约 4.4mm(图 23.4、图 23.5),故本病例为卵圆孔未闭合并房间隔缺损。同时可见静息状态右向左分流(图 23.6)。

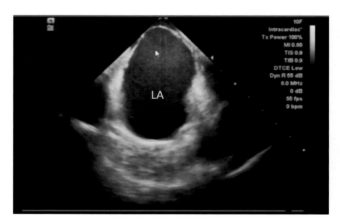

图 23.4　ICE 下可见卵圆孔未闭

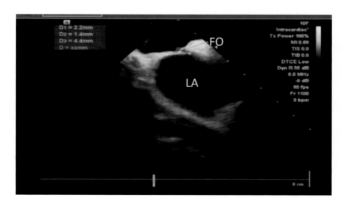

图 23.5　ICE 下测量 PFO 的长度和宽度

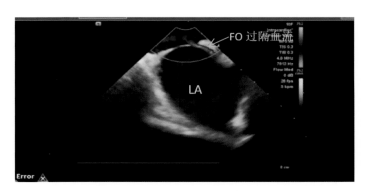

图 23.6　CDFI 提示 PFO 存在

（3）穿刺右股静脉，交换加硬导丝至左上肺静脉回撤导管（图 23.7），换输送鞘沿导丝送达左上肺静脉（图 23.8），撤出内芯，送入 30/30mm 卵圆孔未闭封堵器至左心房，操作输送钢缆，释放封堵器左房盘，牵拉封堵装置，至房间隔处（图 23.9），释放右房盘（图 23.10）。超声监测封堵器固定位置佳，ICE 下行牵拉试验及释放（图 23.11）。

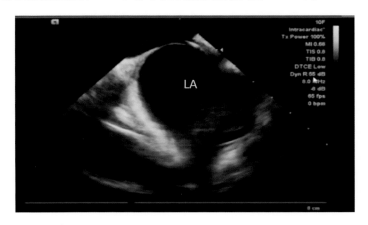

图 23.7　ICE 指导下导丝通过裂隙

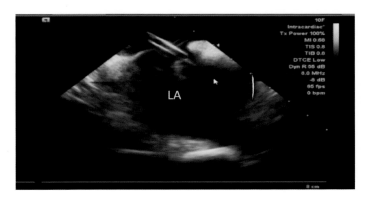

图 23.8　ICE 下鞘管顶住房间隔

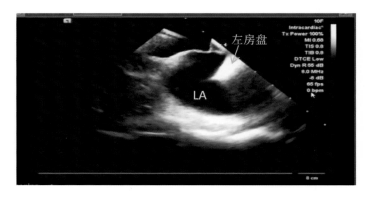

图 23.9　ICE 下左房盘打开拉至房间隔

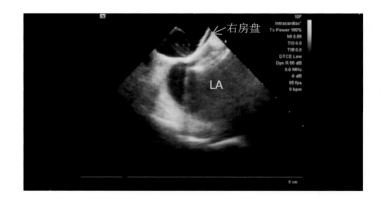

图 23.10　ICE 下右房盘打开

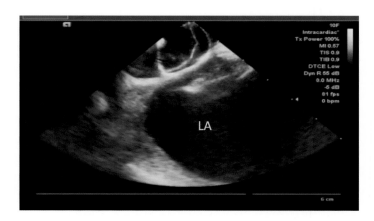

图 23.11　ICE 下牵拉试验

15.4.3　释放后评估

当牵拉试验测试稳定性结束后,从封堵器上松解钢缆,封堵器成功释放。再次于 ICE 下进一步评估,封堵器形状及位置良好(图 23.12)。

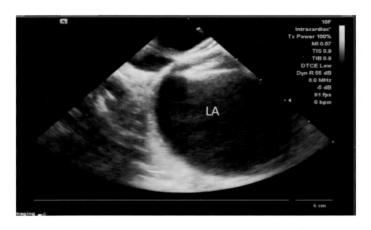

图 23.12　ICE 下双房切面显示封堵器夹闭良好

射线量使用：180mGy。

23.5　术后情况

23.5.1　术后心电图及用药

术后复查心电图，与术前相比，无明显变化。口服阿司匹林肠溶片 100mg、每天 1 次、氯吡格雷 75mg、每天 1 次，3 个月后改为单抗 3 个月。

23.5.2　随访

出院后 1 个月（图 23.13）、3 个月、6 个月、12 个月复查心脏超声。定期心内科、神经内科门诊就诊。不适时及时就诊。

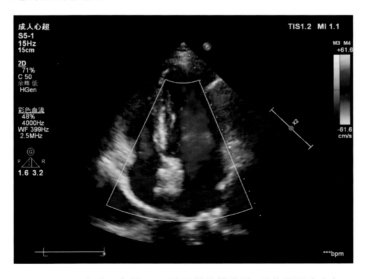

图 23.13　术后 1 个月 TTE 显示封堵器位置、形状及固定良好

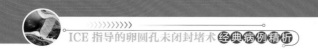

23.6 经验与体会

TEE 常作为诊断 PFO 的"金标准",是目前 PFO 的首选诊断方法。但是,TEE 为有创检查,检查过程中患者要承受痛苦,检查时患者不易配合检查,限制了其应用。不过,TTE 和右心声学造影组合存在假阳性或假阴性可能,并且 TTE 可能漏诊 PFO 合并的特殊结构。本例患者不接受 TEE,而选择使用 ICE 指导下的 PFO 封堵术。术中 ICE 确诊为 PFO,并且发现 PFO 合并小房间隔缺损。术中在 ICE 指导下精确封堵 PFO 和小房间隔缺损。对于该患者,主诉为头晕伴步态不稳,考虑为 PFO 相关,而 ASD 不一定会导致患者临床症状,所以先选择封堵 PFO 而不是封堵 ASD。最终,通过 ICE 指导下精确封堵 PFO,封堵器可能也盖住 ASD,即使没有盖住 ASD,也能解决患者因 PFO 带来的临床症状。如选择封堵 ASD 而没有封堵好 PFO,患者可能无临床获益。因此,ICE 指导下精确地封堵 PFO 可确保本患者最大程度临床获益。

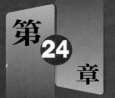

第 **24** 章　ICE 指导 PFO 合并小房间隔缺损封堵

广西中医药大学第一附属医院　谭　炜

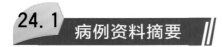

24.1　病例资料摘要

24.1.1　病史

患者系中年女性,因左侧肢体麻木 2 年入院。

患者于劳作时突发左侧肢体麻木乏力,伴有持物、步行欠稳,时有饮水呛咳,当时无意识障碍,无肢体抽搐。我院明确诊断为急性脑梗死(右侧基底节区及放射冠区),头颈部 CTA 未见动脉粥样斑块、狭窄、钙化等,经治疗,遗留左侧肢体活动不利。当月 30 日心脏彩超提示房间隔缺损(中央型),房间隔中部可见回声脱失 6mm,未予以处理。此次入院欲行房间隔缺损封堵。

既往有高血压 3 年,最高收缩压 150mmHg,不规律服用硝苯地平缓释片、氨氯地平、吲达帕胺片等,未监测血压。否认糖尿病等其他慢性病史。

24.1.2　体格检查

体温 36.2℃,心率 70 次/分,呼吸 16 次/分血压 148/87mmHg。心前区无隆起,心尖无抬举样搏动,各瓣膜区未触及震颤,心界不大,心尖搏动位于左侧第 5 肋间锁骨中线内侧 0.5cm 处,心率 70 次/分,心律齐,各瓣膜听诊区未闻及病理性杂音。神经系统专科查体:患者神志清楚,认知功能正常,言语清晰、流利,双侧视力及视野粗查正常,双侧瞳孔等大等圆,直径 3mm,直接和间接对光反射正常。双眼眼动充分,无复视及眼震。面部感觉对称,示齿、鼻、唇沟对称,伸舌左偏。左侧肢体肌力 4 级,右侧肢体肌力 5 级,四肢肌张力正常。

24.1.3　实验室检查

(1)血红蛋白 107g/L,血小板 419×10⁹/L。

(2)低密度脂蛋白 1.56mmol/L,总胆固醇 3.63mmol/L;凝血四项、D-二聚体、肝功能、肾功能、血糖、脑钠肽等检查均正常。

24.1.4 影像学检查

(1)TTE　房间隔缺损(中央型),房间隔中部可见回声脱失 6mm(图 24.1、图 24.2)。

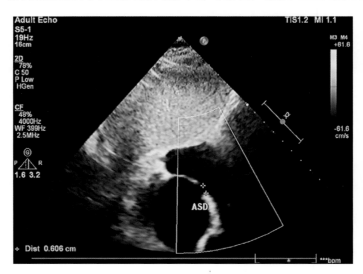

图 24.1　房间隔回声脱失(6mm)

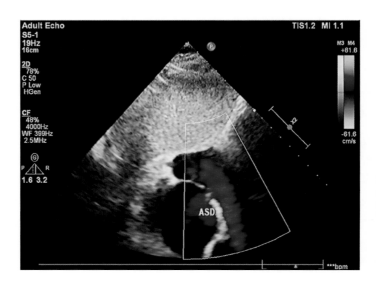

图 24.2　房间隔可见过隔血流

(2)头颅 MRI 平扫　右侧基底节区及放射冠区陈旧性腔隙性脑梗死。

(3)头颈部 CTA　未见明确异常。

(4)心电图　窦性心律,不完全性右束支阻滞。

24.2 诊断

先天性心脏病-房间隔缺损（中央型）；脑梗死。

24.3 治疗方案

24.3.1 临床风险评分

临床风险评分 6 分，见表 24.1。

表 24.1 RoPE 量表

特征	评分	得分
无高血压病史	1 分	1 分
无糖尿病病史	1 分	1 分
无卒中/短暂性脑缺血发作病史	1 分	1 分
无吸烟史	1 分	1 分
有皮质梗死	1 分	
年龄（18—29 岁）	5 分	
年龄（30—39 岁）	4 分	
年龄（40—49 岁）	3 分	
年龄（50—59 岁）	2 分	2 分
年龄（60—69 岁）	1 分	
年龄（>70 岁）	0 分	
合计		6 分

24.3.2 神经内科、心血管内科综合诊断（MDT 评估）

患者头颈部 CTA 未见动脉粥样硬化斑块、狭窄、钙化，临床风险评分小于 7 分，TTE 未见卵圆孔未闭，脑梗死灶位于基底节区、放射冠区，未累及皮层，不符合心源性栓塞特点。然而，患者存在房间隔缺损大于 5mm，有行封堵治疗的指征，并且家属要求行房间隔缺损封堵术。

24.4 手术过程

24.4.1 手术耗材

6F 静脉鞘、5F MPA2 导管、超滑导丝、加硬导丝、陶瓷膜房间隔缺损封堵器(8mm)及其配套输送鞘(10F)、输送钢缆等。

24.4.2 手术过程

(1)局部麻醉下行右侧股静脉穿刺,置入11F鞘管。调整 ICE,在左心房短轴可见房间隔缺损及左向右分流(图24.3、图24.4),同时存在房间隔"搭错样"改变,即PFO(图24.5)。

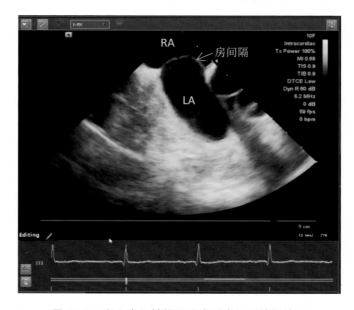

图 24.3 左心房短轴视图观察到房间隔缺损缺口

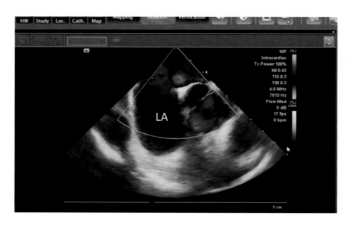

图 24.4 CDFI 可见过隔血流

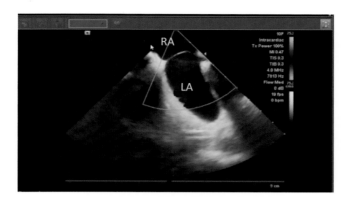

图 24.5　左心房短轴视图观察存在 PFO

（2）ICE 指导下，直视导丝通过 ASD 进入左心房（图 24.6、图 24.7），DSA 透视下送入左上肺静脉（图 24.8），并旋转 MPA2 导管送入左上肺静脉上分支（图 24.9）。

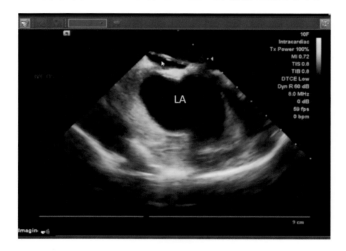

图 24.6　右心导管尝试通过 ASD

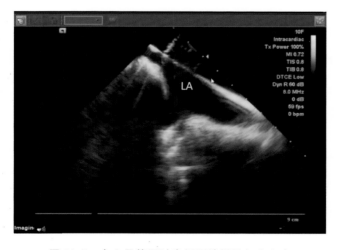

图 24.7　右心导管通过房间隔缺损进入左心房

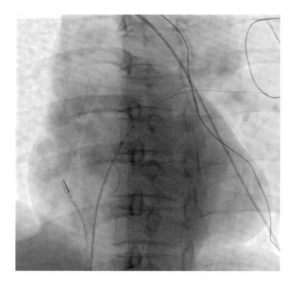

图 24.8 导丝通过 ASD 到达左上肺静脉

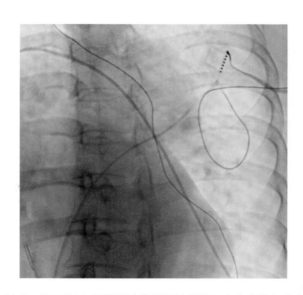

图 24.9 5F MPA2 导管通过房间隔缺损进入左心房送入左上肺

(3)导丝通过后,再次使用 ICE 多普勒超声观察,证实导丝是通过 ASD 进入左心房的,而不是通过 PFO(图 24.10)。

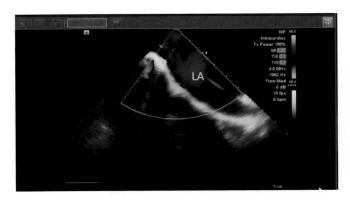

图 24.10 导丝通过左心房后再次使用 CDFI

（4）根据术前 TTE 测量结果和术中 ICE 测量结果，ASD 大小约 6mm，选用 8mm 房间隔缺损封堵器。通过输送鞘将封堵器送至左心房，ICE 直视下展开左房盘（图 24.11），并后撤至房间隔，展开右房盘（图 24.12）。

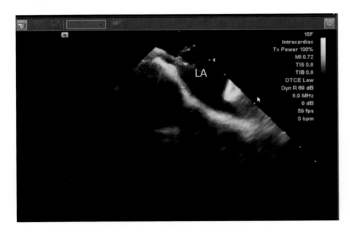

图 24.11 ICE 直视下展开封堵器左房盘

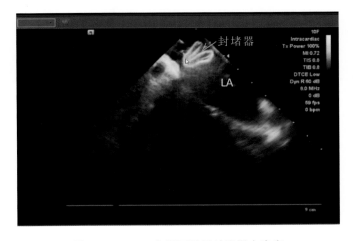

图 24.12 ICE 直视下展开封堵器右房盘

（5）ICE 多普勒超声观察到 PFO 未能覆盖，仍然有左向右过隔血流通过 PFO（图 24.13）。

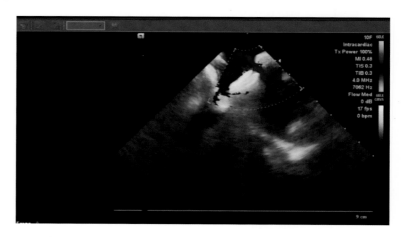

图 24.13　ICE 指导下释放封堵器之前行 CDFI，发现由于盘偏小，未能覆盖 PFO

（6）ICE 进行多角度评估。考虑到封堵器偏小，根据封堵器中心至 PFO 上缘的距离加上 2mm 作为左房盘的大小（图 24.14），选择 14mm 房间隔缺损封堵器（左房盘直径 24mm）。第二次释放后，牵拉试验见封堵器稳定（图 24.15），再次用 ICE 多普勒超声观察，PFO 覆盖完全，多角度未观察到左向右过隔血流通过 ASD 和 PFO（图 24.16）。DSA 透视下，释放封堵器（图 24.17）。

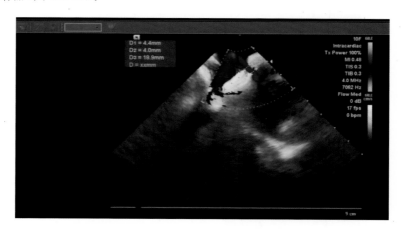

图 24.14　ICE 指导下重新测量，选择封堵器

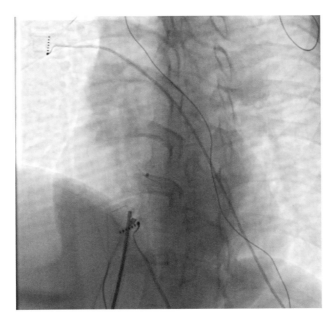

图 24.15 第二次释放后(14mm 房间隔缺损封堵器),进行牵拉试验

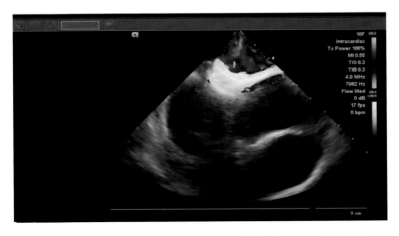

图 24.16 第二次释放后,行 CDFI 确认封堵完全,PFO 无过隔血流

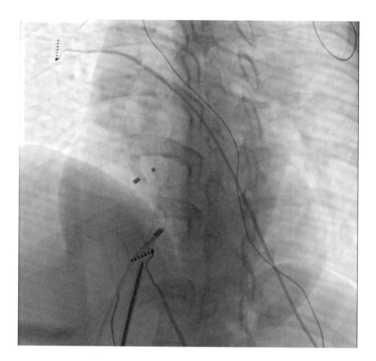

图 24.17　封堵器释放后即刻

24.4.3　释放后评估

封堵器释放后,通过 ICE 进行观察,左房盘、右房盘展开形态良好,ASD 和 PFO 均覆盖。在左前斜位 40°和头位 20°透视下,封堵器呈"工"字形,位置固定(图 24.18)。旋转 ICE 导管,左心室长轴面观察无心包积液(图 16.19)。

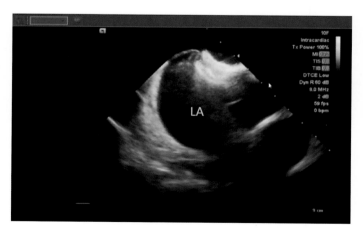

图 24.18　ICE 观察封堵器释放后的形态

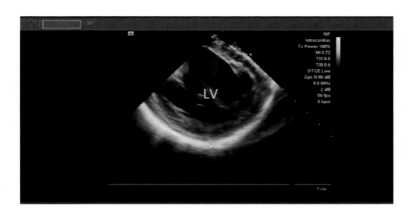

图 24.19　封堵后 ICE 观察心包

射线量使用:39mGy。

24.5　术后情况

24.5.1　术后心电图及用药

术后复查心电图,与术前相比无明显变化。口服阿司匹林肠溶片 100mg、每天 1 次,氯吡格雷 75mg、每天 1 次,6 个月。

24.5.2　随访

术后 1 个月、3 个月、6 个月、12 个月复查心电图、心脏彩超,必要时复查胸部 X 线平片;心内科门诊随诊。

术后 6 个月复查右心声学造影,评估封堵器内皮化状态及残余漏等。

24.6　经验与体会

本病例患者为一名中年女性,2 年前因急性脑梗死住院,仅有高血压病史,心脏彩超提示小房间隔缺损,未发现卵圆孔未闭,梗死灶未累及皮层,也不符合心源性栓塞的特点,临床风险评分小于 7 分,因此术前仅拟行房间隔缺损封堵术。

导丝过间隔前行 ICE 证实存在房间隔缺损,同时发现存在卵圆孔未闭。导丝经由房间隔缺损进入左心房,初步的策略是根据房间隔缺损的大小选择 8mm 房间隔缺损封堵器,若能覆盖 PFO,则一个封堵器解决两个问题。

第一个封堵器释放后,牵拉试验后,发现卵圆孔仍有明显的左向右分流,考虑封堵器选择偏小,遂选用 14mm 房间隔缺损封堵器。释放后,未再发现左向右的分流,同时封

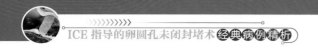

堵 PFO。

本病例的 ICE 使用过程阐明其指导房间隔缺损手术操作的优势。其一,ICE 可更好地了解房间隔缺损的大小、位置,同时可以判断是否合并卵圆孔未闭,指导封堵器的选择。其二,ICE 可实时观察导丝、导管通过的位置,明确导丝、导管通过房间隔缺损处(而不是PFO 处)进入左心房,能保证封堵器释放后,位于房间隔的中部,这是手术成功的关键步骤。

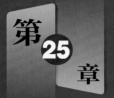

第 25 章 ICE 指导位置偏后、裂隙偏小 PFO 封堵

浙江大学医学院附属第二医院　边　昶

25.1 病例资料摘要

25.1.1 病史

患者女性,31 岁。因间断头痛 3 个月就诊。

患者于 3 个月前无明显诱因头痛,每次持续 1 小时。就诊于当地医院,右心声学造影显示阳性,提示肺水平静脉瘘分流所致。颅脑 MRI 示右侧小脑半球亚急性脑梗死考虑。给予抗血小板、营养神经、改善循环等对症支持治疗后仍有间断头痛,性质同前,我院拟以中央型房间隔缺损(卵圆孔型)收住入院。

25.1.2 体格检查

血压 94/61mmHg,窦性心律,心率 66 次/分,心律齐,各瓣膜听诊区未闻及病理性杂音。神经系统专科查体:神志清楚,言语流利,理解力、判断力、定向力、计算力、记忆力尚可。无明显异常体征。

25.1.3 实验室检查

血常规、肝功能、肾功能、血脂、血糖、凝血系列、电解质、甲状腺功能等检查均未见异常。

25.1.4 影像学检查

TTE 显示心脏大小、结构、功能血流未见明显异常(图 25.1)。

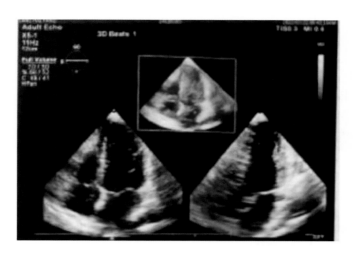

图 25.1　TTE 未见明显异常

25.2　诊断

先天性心脏病-卵圆孔未闭；脑梗死。

25.3　治疗方案

25.3.1　临床风险评分

临床风险评分 6 分，见表 25.1。

表 25.1　RoPE 量表

特征	评分	得分
无血管疾病危险因素	1 分	1 分
无卒中/短暂性脑缺血发作病史	1 分	1 分
有皮质梗死	1 分	
年龄（18—29 岁）	5 分	
年龄（30—39 岁）	4 分	4 分
年龄（40—49 岁）	3 分	
年龄（50—59 岁）	2 分	
年龄（60—69 岁）	1 分	
年龄（>70 岁）	0 分	
合计		6 分

25.3.2 神经内科、心内科综合诊断（MDT 评估）

考虑偏头痛症状与卵圆孔未闭有关。给予阿司匹林 100mg、每天 1 次，服药约 1 年，症状仍反复出现。故考虑行卵圆孔未闭封堵术。

25.4 介入操作过程及结果

25.4.1 手术耗材

6F 血管鞘、11F 血管鞘、右心导管、超滑导丝、加硬导丝、房间隔缺损封堵器（14mm）及其配套输送鞘（10F）、输送钢缆等。

25.4.2 手术过程

因本病例患者心脏超声结果未报异常，但当地医院右心声学造影结果显示阳性，考虑到有可能裂隙较小，故决定直接通过 ICE 导管进行观测。

（1）ICE 多切面评估 PFO 解剖结构。在 ICE 下可见卵圆窝较小，偏前扇面未见明显的开孔（图 25.2），将扇面逐渐旋转至肺静脉处发现 PFO（图 25.3），该 PFO 位置较常规偏后。

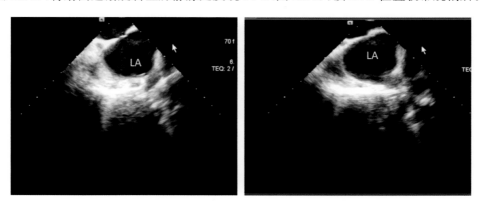

图 25.2 ICE 导管扇面偏前未发现明显 PFO

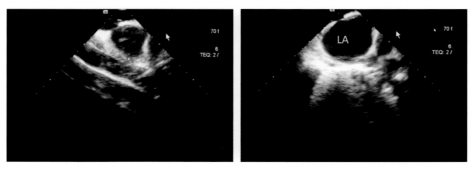

图 25.3 ICE 导管扇面偏向 LPV 侧发现比较明显的 PFO 开口

（2）在 ICE 直视下将导丝推送过卵圆孔，并送至左上肺静脉（图 25.4）。该患者左心房前后径 2.28cm，且卵圆窝较小，选择 14mm 房间隔缺损封堵器。

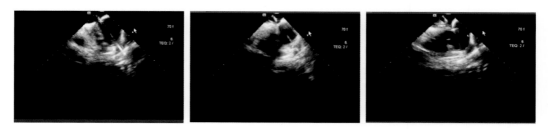

图 25.4　ICE 指导下导丝通过 PFO 裂隙

（3）ICE 指导下封堵。封堵器经输送鞘送入左心房后，释放前房盘并回拉输送鞘，释放右房盘后反复进行牵拉确保稳定性，释放封堵器（图 25.5 至图 25.7）。

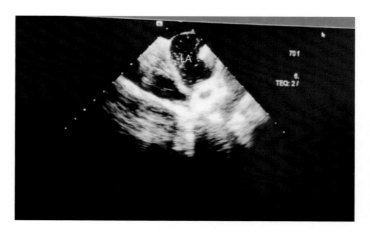

图 25.5　ICE 指导下封堵器左房盘打开

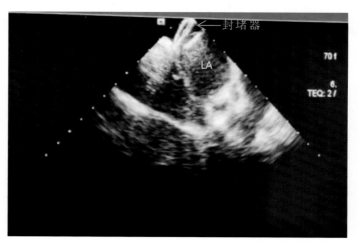

图 25.6　ICE 指导下封堵器右房盘打开

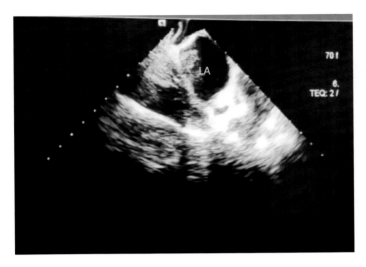

图 25.7 ICE 指导下进行牵拉试验

25.4.3 释放后评估

在牵拉试验测试稳定性结束后,从封堵器上松解钢缆,封堵器成功释放。再次于 ICE 下进一步评估,封堵器形状及位置良好,无残余分流。

ICE 下形态:左房盘、右房盘均紧贴间隔,形态良好(图 25.8)。

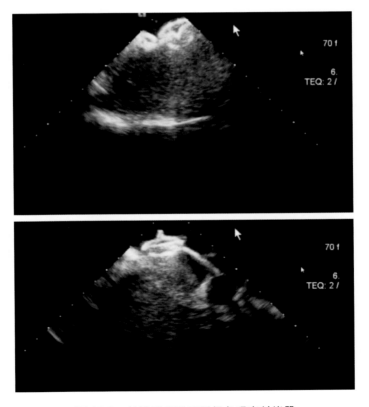

图 25.8 封堵后 ICE 不同视角观察封堵器

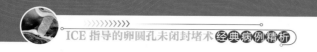

射线量使用：0mGy。

25.5 术后情况

25.5.1 术后心电图及用药

术后复查心电图，与术前相比，无明显变化。口服阿司匹林肠溶片 100mg、每天 1 次，6 个月。

25.5.2 随访

术后 1 个月、3 个月、6 个月、12 个月复查心电图、心脏彩超，必要时复查胸部 X 线平片。

25.6 经验与体会

本病例患者为一名青年女性，因偏头痛症状明显前来就诊，心脏超声结果未报异常，右心声学造影结果显示阳性，提示肺水平静脉瘘分流所致，故决定通过 ICE 指导下进行卵圆孔未闭封堵术。在 ICE 直视下可见该患者的卵圆窝较小，偏前扇面未观测到明显的开孔，扇面转至左肺静脉后延时出现了开孔，PFO 的位置较偏后。对于这类卵圆窝偏小且开孔较小、位置不常规的患者，使用 ICE 进行观测和指导是很有必要的。在 ICE 直视下将导丝送过隧道，节约了非常多探索开孔位置的时间，并且保证了通过的安全性。因本患者的卵圆窝和 PFO 都偏小，故选择了 14mm 的封堵器。封堵器开盘后在 ICE 下可以看到封堵器形态贴合良好。同时从多个角度进行了评估，最终释放。

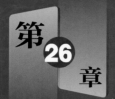

ICE 指导零射线下 PFO 封堵

山西省心血管病医院　王海雄

26.1　病例资料摘要

26.1.1　病史

患者男性,20 岁。因间断黑矇、头痛半年入院。

患者近半年无明显诱因间断出现一过性黑矇,随即出现头痛,每次头痛持续 4～5 小时,无乏力、肢体活动障碍、意识丧失等,先后发作 5 次。于 2022 年就诊于外院,行右心声学造影,见少至中量房水平分流,后考虑卵圆孔未闭就诊于我院。

既往无特殊疾病史。无吸烟、饮酒史。

26.1.2　体格检查

体温 36.3℃,心率 80 次/分,呼吸 18 次/分,血压 124/60mmHg。心界叩诊不大,心率 80 次/分,心律齐,各瓣膜听诊区未闻及病理性杂音。双下肢无水肿。

26.1.3　实验室检查

(1)D-二聚体 2370μg/L（↑）。

(2)血常规、肝功能、肾功能、N 末端脑钠肽前体、心肌酶、血脂、血糖、电解质等检查均未见异常。

26.1.4　影像学检查

(1)TTE　房水平左向右分流,建议 TEE 检查。二尖瓣、三尖瓣关闭不全(轻度),左心室收缩、舒张功能未见异常(图 26.1)。

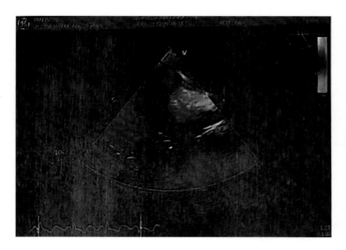

图 26.1　TTE 检查结果

（2）右心声学造影　经左肘静脉团注振荡生理盐水 10mL，充分 Valsalva 动作左心声学造影可见少至中量造影剂微泡回声。右心声学造影可见少至中量房水平分流（考虑卵圆孔未闭）。

（3）TEE　左心房、左心耳、右心房、右心耳显示良好，其内未见异常回声。房间隔卵圆孔处回声分离，局部可见宽约 2mm 左向右穿隔分流束。

26.2　诊断

先天性心脏病-卵圆孔未闭；偏头痛。

26.3　治疗方案

本病例患者为一名青年男性，病程较短，既往无脑血管疾病史。偏头痛症状典型，PFO 诊断明确。建议行 PFO 封堵术。

26.4　介入操作过程及结果

26.4.1　手术耗材

11F 血管鞘、8F 血管鞘、超滑导丝、J 形导丝（260mm）、ICE 超声导管、形状记忆氧化膜房间隔缺损封堵器（12mm）及其配套输送鞘（10F）、输送钢缆等。

26.4.2　手术过程

（1）患者取仰卧位，心电监护，常规消毒、铺巾，用 1% 利多卡因局部麻醉穿刺点，穿刺右股静脉并置入 8F、11F 动脉鞘管，未应用右心导管测量肺动脉压。

　　（2）ICE 多切面评估。运用 ICE 穿过未闭的卵圆孔进入左心房（图 26.2），进行左心房三维重建，特别是卵圆孔缺损部位进行三维重建（图 26.3）。利用压力导管重建右心房模型。

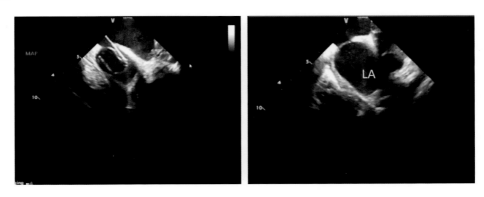

图 26.2　左心房长轴视图观察 PFO 参数信息

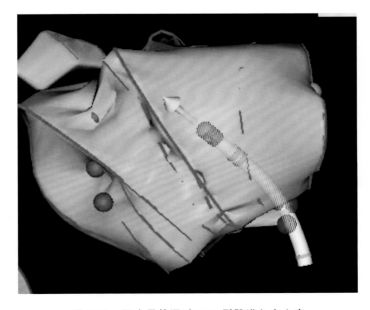

图 26.3　压力导管通过 PFO 裂隙进入左心房

　　（3）ICE 下多角度（主要是为左心房长轴切面来观察）评估 PFO。本患者在 ICE 常规短轴视角下无法清晰地暴露 PFO 位置，略打 P 弯后可在靠左心耳的长轴视角较好地暴露出 PFO 的位置。ICE 下可见本例患者的卵圆孔第一房间隔和第二房间隔重叠约 8mm（利用 ICE 画面的冻结卡尺功能），卵圆孔未闭。

　　（4）ICE 指引下进行封堵。ICE 指引下沿导丝将 12F 输送系统送至右心房（图 26.4、图 26.5），在压力导管指导下将 12F 输送系统通过卵圆孔至左心房中部，于左前斜位 60°下循外鞘推送装载于输送杆上的卵圆孔未闭封堵器至左心房中部。先释放封堵器左房盘，释放前房盘同时并回拉输送鞘，在 ICE 下可见纤薄的第一房间隔被充分压缩，回撤于卵圆

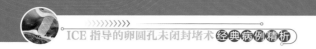

孔部释放房盘腰部及右房盘,观察到房盘径直,形态良好(图 26.6)。

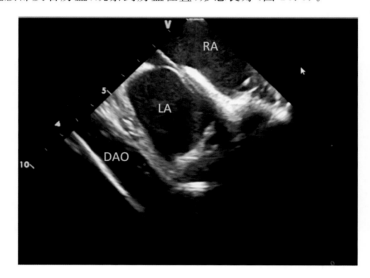

图 26.4　ICE 指导下导丝通过 PFO 裂隙进入左心房长轴视图

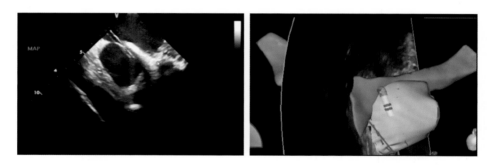

图 26.5　ICE 指导下输送鞘通过 PFO 裂隙进入左心房长轴视图

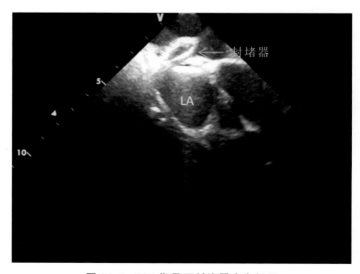

图 26.6　ICE 指导下封堵器房盘打开

（5）判断封堵效果。牵拉试验证实封堵稳定，完全释放封堵器，ICE 探查封堵效果好（图 26.7）。结束手术，术中患者无不适，安全返回病房。

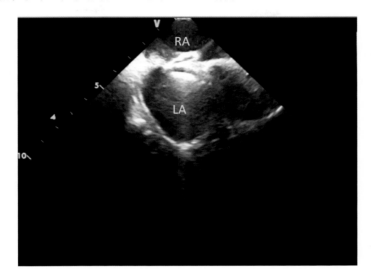

图 26.7 ICE 指导下进行牵拉试验

26.4.3 释放后评估

在封堵器释放后，通过 ICE 导管在多视角下进行观察及测量，左房盘、右房盘展开形态良好，且未发现残余分流。床旁超声检查可在心尖四腔心切面看到封堵器夹在房间隔两侧；同时可以根据 ICE 下心底短轴切面与主动脉瓣呈"V"形等证实封堵器位置（图 26.8）。

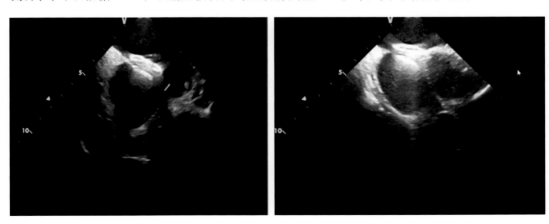

图 26.8 封堵后 ICE 不同视角观察封堵器

DSA 下评估：未使用。

射线量使用：0mGy。

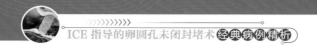

26.5 术后情况

26.5.1 术后心电图及用药

术后复查心电图,与术前相比,无明显变化。口服阿司匹林肠溶片 100mg、每天 1 次,6 个月;氯吡格雷 75mg、每天 1 次,3 个月;低分子肝素 4250U、每 12 小时 1 次,48 小时。

26.5.2 随访

术后 3 个月、6 个月、12 个月复查心脏超声评估封堵器位置、内皮化状态、血栓及残余漏;复查右心声学造影评估右向左分流情况;复查心电图或者 Holter 检查评估心律失常发生情况。

26.6 经验与体会

临床研究表明,有先兆性偏头痛的患者比无头痛人群存在较多的 PFO 可能。许多观察研究及临床荟萃显示,关闭 PFO 可使先兆性偏头痛患者从中获益。目前认为,偏头痛尤其是先兆性偏头痛与 PFO 相关,但 PFO 对偏头痛的影响机制尚不明确。也有越来越多的证据表明,封堵 PFO 可以改善或缓解一部分患者的偏头痛。顽固性偏头痛患者的 PFO 封堵治疗已经有了较为广泛的开展,也逐渐积累了较为成熟的临床操作经验。对这种顽固性的、严重影响患者生活质量的疾病,PFO 封堵提供了一个新的治疗思路。因此,对于偏头痛特别是先兆性偏头痛患者,进一步检查是否存在 PFO 是非常必要的。本例患者为一名青年男性,病程较短,主要临床表现为一过性黑矇后的偏头痛,为典型先兆偏头痛,且PFO 诊断明确。因此 PFO 的封堵能在很大程度上改善患者症状。

针对本病例,ICE 不仅在各环节给予了实时指导,同时用压力导管重建了 PFO 邻近结构,完全实现了无射线封堵,对术者或者患者均避免了辐射。ICE 的实时指导和三维重建可帮助术者了解 PFO 的形态特点、导引器械通过、指导封堵器的选择。

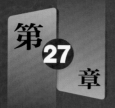

ICE 指导复杂型 PFO 合并房间隔膨出封堵

中国人民解放军西部战区总医院　彭　柯

27.1　病例资料摘要

27.1.1　病史

患者男性,34 岁。因反复头痛 4 年余就诊。

患者于 4 年前开始,反复于跑步时出现头痛,且呈阵发性隐痛,多位于左侧头顶,偶伴有胸闷,持续约 30 分钟,经休息后可自行缓解。无黑矇、眩晕、耳鸣、晕厥等。1 年前于外院行心脏彩超、TEE、右心声学造影后证实卵圆孔未闭。患者未予以重视,之后症状反复发作。故再次来院就诊。

既往否认高血压、冠心病、糖尿病病史。既往吸烟 10 余年,约 10 支/日,未戒烟;少量饮酒。

27.1.2　体格检查

血压 141/73mmHg。窦性心律,心率 69 次/分,心律齐,各瓣膜听诊区未闻及病理性杂音。

27.1.3　实验室检查

血常规、肝功能、肾功能、血脂、血糖、凝血系列、电解质、甲状腺功能等检查均未见异常。

27.1.4　影像学检查

(1)常规 TTE　卵圆孔未闭,房水平左向右分流(图 27.1)。

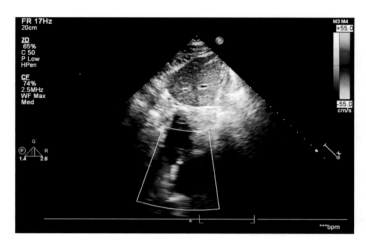

图 27.1　TTE 检查结果

（2）TEE 和右心声学造影　房间隔卵圆窝处有细小穿隔血流信号，考虑卵圆孔未闭。平静呼吸时未见右向左分流，剧烈咳嗽动作后可见大量右向左分流（注射发泡生理盐水后，左心室第三个心动周期可见约 30 个右向左的气泡）。

（3）头颅 CT　平扫未见明显异常。

27.2　诊断

先天性心脏病-卵圆孔未闭；偏头痛。

27.3　治疗方案

神经内科、心内科综合诊断（MDT 评估）：患者为青年男性，有长期头痛病史，TEE 提示卵圆孔未闭，右心声学造影 Valsalva 动作后右向左大量分流。考虑偏头痛症状与卵圆孔未闭有关，给予阿司匹林 100mg，每天 1 次，服药约 1 年，症状仍反复出现。建议行卵圆孔未闭封堵术。

27.4　手术过程

27.4.1　手术耗材

6F 血管鞘、11F 血管鞘、右心导管、J 形导丝（150cm）、加硬导丝、9F 输送鞘管、与输送鞘管配套的推送杆、加硬导丝（长 260mm，直径 0.9mm）、房间隔缺损封堵器 LT - ASD - 14。

27.4.2 手术过程

（1）ICE辅助下右心导管直接通过卵圆孔未能成功,考虑与卵圆孔叠加部分较长,且合并房间隔膨出瘤有关(图27.2)。

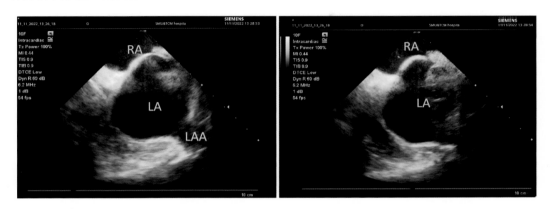

图27.2 左心房短轴视图观察房间隔膨出

（2）右心导管回拉到达卵圆窝附近,使用J形头端的超滑导丝寻找卵圆孔位置,在ICE辅助下清晰地见导丝达到卵圆孔附近(图27.3)。轻微旋转推送导丝,清楚、直观地见导丝通过卵圆孔,并置于左上肺静脉。

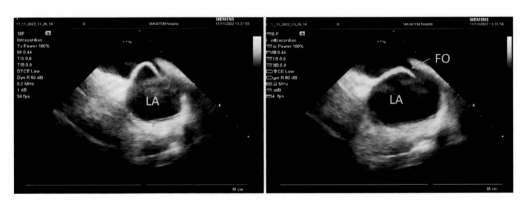

图27.3 导丝辅助下ICE导管在左心房短轴视图测量PFO参数

（3）本例患者在ICE常规短轴视角下无法清晰地暴露PFO位置,略打P弯后可在靠左心耳的长轴视角较好地暴露出PFO的位置。ICE下可见大量血液分流经过(图27.4至图27.6),同时测量隧道宽度4.9mm,第一房间隔和第二房间隔重叠约12mm,为长隧道型卵圆孔未闭且有轻度房间隔膨出瘤的表现,故可定义为复杂型卵圆孔未闭。由于本病例PFO呈长隧道型(12mm)且合并房间隔膨出瘤,因此选择了房间隔缺损封堵器(LT-ASD-14)。

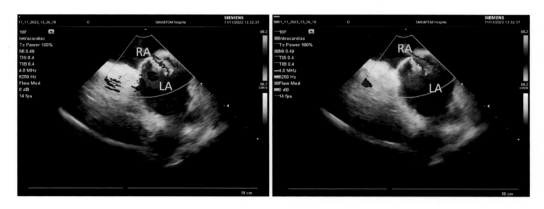

图 27.4　导丝辅助下 ICE 导管在左心房短轴视图观察 PFO 分流情况

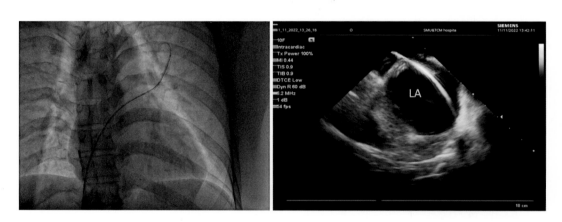

图 27.5　ICE 指导下导丝通过 PFO 裂隙

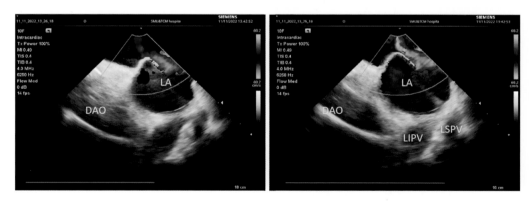

图 27.6　ICE 指导下导丝通过 PFO 裂隙后可见大量分流

　　(4)封堵器经输送桥送入左心房后,释放前房盘并回拉输送鞘,在 ICE 下可见纤薄的第一房间隔被充分压缩(图 27.7)。释放右房盘后(图 27.8)ICE 下可见封堵器房盘内均有房间隔成分。反复行牵拉试验证实封堵器稳定性无误后,释放封堵器(图 27.9、图 27.10)。

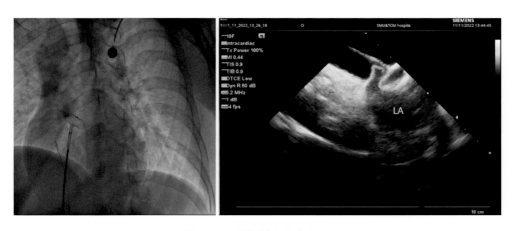

图 27.7 封堵器左房盘打开

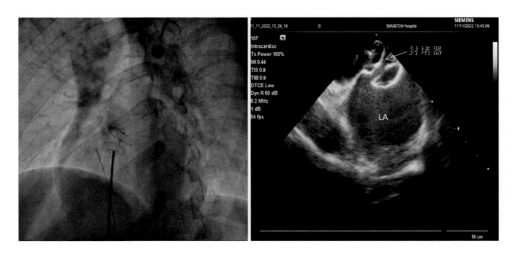

图 27.8 封堵器右房盘打开

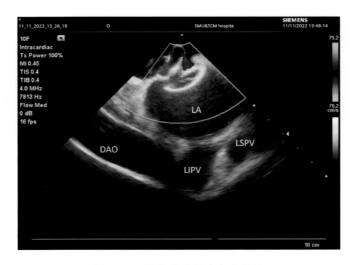

图 27.9 封堵后未见右向左分流

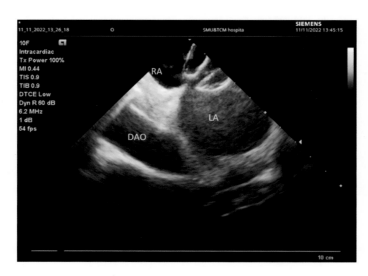

图 27.10　ICE 指导下进行牵拉试验

27.4.3　释放后评估

在封堵器释放后,通过 ICE 导管在多视角下进行观察及测量,左房盘、右房盘展开形态良好,且未发现残余分流。通过左前位 40°和头位 20°透视下见封堵器呈"工"字形张开;床旁超声检查可在心尖四腔心切面看到封堵器夹在房间隔两侧;可根据 ICE 下心底短轴切面与主动脉瓣呈"V"形等证实封堵器位置(图 27.11、图 27.12)。但是在剑下两房心切面上,由于输送鞘的牵拉,第一房间隔的迂曲,不能很好判断房盘位置。

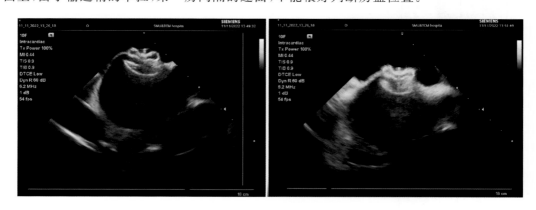

图 27.11　封堵后 ICE 不同视角观察封堵器

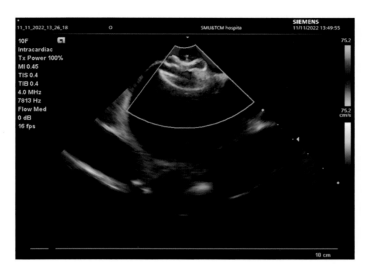

图 27.12 封堵器释放后 ICE 观察血流

DSA 下评估:封堵器形态良好(图 27.13)。

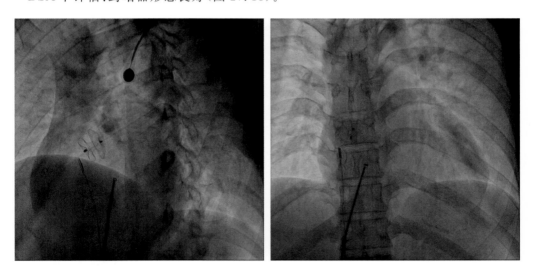

图 27.13 封堵器释放

射线量使用:31mGy。

27.5 术后情况

27.5.1 术后心电图及用药

术后持续心电监护 12 小时。复查心电图,与术前相比,无明显变化。口服阿司匹林肠溶片 100mg、每天 1 次,氯吡格雷 75mg、每天 1 次,6 个月。

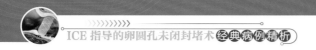

27.5.2 随访

术后第 1 天复查超声,见封堵器位置形态良好,形态固定,房水平未见左向右分流。

嘱出院后 1 个月、3 个月、6 个月复查心脏超声。12 个月时复查心脏超声及右心声学造影。

27.6 经验与体会

本病例患者为一名青年男性,因职业原因会进行规律大体力体育运动。根据患者术前多次心脏彩超所见,其结构可能较为复杂,故考虑术中使用 ICE 指导。

(1)ICE 可更好地了解卵圆孔未闭的形态特点,指导封堵器的选择。ICE 下可见该患者的卵圆孔第一房间隔和第二房间隔重叠约 12mm,为长隧道型卵圆孔未闭且有轻度房间隔膨出瘤的表现。封堵时需兼顾封堵房间隔膨出瘤、裂隙宽度及长度的同时覆盖。根据测量的大小,本病例患者选择了的房间隔缺损封堵器(LT-ASD-14)。

(2)ICE 可实时指导导丝、导管通过卵圆孔。本病例手术过程中先尝试右心导管直接通过卵圆孔未能成功。考虑与卵圆孔叠加部分较长且合并房间隔膨出瘤有关。在 ICE 辅助下,可见导丝达到卵圆孔附近后轻微旋转推送导丝,使其成功通过,大大节省了导丝通过时间,且可实时证实导丝走行正确。

(3)ICE 可实时观察封堵器释放过程,确保封堵成功。ICE 的实时指导更加直观,且不受患者体型、基础肺部疾病等影响,从而可以大大减少封堵失败率,或降低封堵器脱落的风险。最后使用 ICE 多角度查看封堵器、观察分流情况、检查心包,也可确保术后无并发症的发生。

但是,ICE 操作也有一定局限。例如,目前使用的 10F 超声探头,采用右侧股静脉同侧穿刺,增加了术后出血风险,部分患者可能有股静脉继发狭窄或血栓的风险。再如,由于为同一通道,术中的操作可能造成 ICE 探头位置的变化,反复调整,从而增加了操作步骤。